陶瓷生产企业职业病危害防治指南

高子清　廖海江　高　泉　高世民　编著

应急管理出版社

·北　京·

图书在版编目（CIP）数据

陶瓷生产企业职业病危害防治指南/高子清等编著.
－－北京：应急管理出版社，2019
ISBN 978－7－5020－6687－1

Ⅰ.①陶…　Ⅱ.①高…　Ⅲ.①陶瓷企业—职业病—防
治—指南　Ⅳ.①R135－62

中国版本图书馆 CIP 数据核字（2019）第 067926 号

陶瓷生产企业职业病危害防治指南

编　　著	高子清　廖海江　高　泉　高世民
责任编辑	尹忠昌　曲光宇
编　　辑	康　维
责任校对	尤　爽
封面设计	罗针盘

出版发行	应急管理出版社（北京市朝阳区芍药居 35 号　100029）
电　　话	010－84657898（总编室）　010－84657880（读者服务部）
网　　址	www.cciph.com.cn
印　　刷	北京市庆全新光印刷有限公司
经　　销	全国新华书店

开　　本	710mm×1000mm^1/$_{16}$　印张　12　字数　150 千字
版　　次	2019 年 4 月第 1 版　2019 年 4 月第 1 次印刷
社内编号	20180385　　　　　　　定价　28.00 元

序

　　陶瓷生产就是采用黏土、石英、长石等天然硅酸盐原料，氧化铝、氧化镁、氧化锆、氧化铅、氧化钛等金属氧化物，碳化硅、碳化硼、氮化硅、氮化硼等人造化合物为原料，经粉碎、成型、高温烧制等过程制成具有一定形状、强度和功能的制品。我国是陶瓷生产大国，年产量和出口量均居世界首位。据国家统计局统计数据显示，2015 年，我国建筑陶瓷卫生洁具业拥有规模以上生产企业 3000 余家，主营业务收入 7000 多亿元，从业员工过百万。其中，陶瓷砖产量 101.8 亿平方米，约占世界总产量的三分之二，出口量占全球贸易总量的六成以上；卫生陶瓷产量超过 2.18 亿件，产量和出口量皆占全球的半壁江山；各类建筑陶瓷卫生洁具产品产量、消费量和国际贸易量，已连续 20 余年位居世界第一。

　　传统陶瓷生产属于职业病危害严重的行业。原料的开采和运输、燃料燃烧、釉料制作、施釉、使用各种添加剂等都会产生职业病危害。根据陶瓷生产工艺特点，陶瓷行业职业病危害主要为各类粉尘、化学毒物、噪声及高温等有害因素，尤其是在原料制备、成型、磨边、清扫作业场所等环节，粉尘浓度超标严重，尘肺病发病率非常高。虽然我国有一批生产工艺先进的大型陶瓷生产企业，职业病防治管理制度较为健全，职业病危害防护设施配备较为完善，但是仍然有相当多的企业特别是中小企业，对《中华人民共和国职业病防治法》不了解，对职业病危害防治工作认识不到位、重视不够，不清楚应该承担的主体责任；工作场所劳动条件差，厂房设计不合理，生产布局密集，生产技术工艺落后，职业病危害防护设施缺失，工作场所通风不良，缺少通风除尘措施，粉尘、噪声超标严重；作业人员职业病危害防范意识薄弱，大部分工人不佩戴防护用品；职业健康管理制度不完善，职业卫生管理工作不规范，职业病危害防治管理工作严重不到位，主体责任不落实。

2015 年，国家有关职业卫生监督管理部门组织对部分地区的 27 家陶瓷生产企业进行了调研检测。从检测结果看，大多数陶瓷生产企业工作场所的粉尘属于危害严重的矽尘，并且远远超过国家标准限值，最高超标达 140 余倍；相当数量的企业作业场所有毒、有害物质浓度、噪声、高温强度超标，严重影响着作业人员的职业健康；相当多的企业特别是中小企业职业病危害防治工作缺失，大多数企业的职业健康现状令人堪忧，主要表现在以下 6 个方面。

一是企业对职业病危害防治工作不重视，对职业病危害认识不到位，社会责任感不强。主要负责人和管理人员及劳动者对职业病危害防治缺乏基本的认识，没有建立健全职业病防治责任制，没有设置或者指定职业健康管理机构或者配备专（兼）职的职业健康管理人员。而一旦发现员工有职业病先兆，即被解雇，得不到治疗，给社会造成不稳定因素。

二是中小型企业生产工艺设备落后，造成工人工作环境恶劣。工作场所多是半敞开式、敞开式或露天，原料储运、上料、干压成型、后处理打磨、抛光等多为干式作业，无排风、收尘、降噪等职业病防护设施，粉尘及二次扬尘现象非常严重。

三是职业健康管理制度不健全、健康监护缺失。没有建立、健全职业健康管理制度和操作规程，没有对工作场所职业病危害因素进行定期检测和日常监测，没有组织从事接触职业病危害作业的人员进行职业健康检查，没有为作业人员提供个体防护用品或所提供的防护用品不符合国家职业健康标准要求等。

四是职业健康培训不到位。没有对作业人员进行上岗前的职业健康培训和在岗期间的定期职业健康培训，作业人员不了解本岗位职业病危害因素的种类、分布、防护措施、注意事项和应急处置措施等知识。

五是企业用工制度混乱。部分企业不与作业人员签订劳动合同，企业季节性、临时性组织生产，工作流动性、随意性大。

六是作业人员文化程度偏低。尤其是小型陶瓷生产企业作业人员，多数文化素质不高，学习和掌握知识的能力较差，自我保护意识淡薄，并且流动性大，劳动关系不稳定，客观上增加了职业病防治工作的难度。

为了帮助陶瓷生产企业主要负责人和职业病危害防治管理人员及广大劳动者学习了解掌握职业病危害防治的基本知识，提高对职业病危害防治工作的认识，增强防范职业病危害的能力，提高职业病危害防治的管理水平，保障广大劳动者的职业健康，编者结合陶瓷生产企业的实际情况，编写了《陶瓷生产企业职业病危害防治指南》一书，以便为陶瓷生产企业的负责人和管理人员及广大劳动者在防治职业病危害时提供帮助。本书共分四章，编写的主要思路是按照人们认知问题的逻辑思维关系，从讲解介绍陶瓷生产企业存在的职业病危害及可致的职业病开始，循序阐述各个生产环节中存在的职业病危害及其技术防控措施，近而讲述陶瓷生产企业防控职业病危害的管理手段方法，最后介绍职业病危害个体防护用品的选用原则和使用方法。这种编写程序，有利于提高本书的针对性和实用性，使读者在阅读本书过程中提高对职业病危害防治工作认识，增强防控职业病危害的技术能力，提升防控职业病危害的管理水平，掌握防范职业病危害个体防护用品的选用方法，从而达到全面提升石材生产企业职业病危害防治能力和水平的目的，减少和降低职业病危害的致病风险，遏制和减少职业病危害事故的发生，保障广大劳动者的职业健康权益。

本书第一章题目为陶瓷生产企业职业病危害及可致的职业病。介绍了陶瓷生产企业在生产过程中存在的主要职业病危害因素，如粉尘、化学毒物（一氧化碳、二氧化硫、氮氧化物、苯及苯系物、三氯甲烷、甲醇、铅及其化合物、锰及其化合物）、物理有害因素（噪声、高温、振动）以及这些职业病危害因素可能导致发生的职业病，如尘肺病、一氧化碳中毒、二氧化硫中毒、氮氧化物中毒、苯及苯系物中毒、铅及其化合物中毒、锰及其化合物中毒、噪声聋、中暑、手臂振动病。同时介绍主要职业病危害的来源途径、危害原理、中毒表现、职业限值、急救措施。目的是使读者加深对职业病危害的了解，提高对防治职业病危害重要性的认识，增强主动防治职业病危害的自觉性。

本书第二章题目为陶瓷生产过程职业病危害及其防治措施。介绍了陶瓷生产企业在生产过程中不同生产环节存在的职业病危害，如在原料制备、成型、干燥、施釉、烧成、后处理等各个生产环节中存在的粉尘、化学毒物、物理有害因素等各类职业病危害，以及这些职业病危害因素的防治措施，如坯料制备过程中职业病危害防治措施、成型过程中职业病危害防治措施、干燥过程中职业病危害防治措施、制釉与施釉过程中职业病危害防治措施、烧成过程中职业病危害防治措施、后处理过程中职业病危害防治措施。目的是使读者了解各个生产环节中存在和产生的各种职业病危害，掌握对各个生产环节各种职业病危害防治措施，提高防治不同种类职业病危害的技术能力。

本书第三章题目为陶瓷生产企业职业病危害防治管理。介绍了陶瓷生产企业做好职业病危害防治在管理方面应当采取的措施和办法，从职业卫生管理基本要求、建设项目职业病危害防护设施管理、职业病危害告知与警示标识、职业病危害个体防护用品管理、职业健康监护管理、职业卫生管理的其他工作等6个方面，对职业病危害防治管理工作提出了系统性规范性要求，目的是使读者全面了解陶瓷生产企业职业病危害防治的各项管理工作，掌握各项职业病危害防治管理工作主要内容和基本要求以及方法手段，提高职业卫生管理能力，提升陶瓷生产企业职业病危害防治管理水平。

本书第四章题目为职业病危害个体防护用品及其选用。针对陶瓷生产企业的职业病危害防护特点，从呼吸防护用品及其选用、听力防护用品及其选用、高温防护用品及其选用，以及其他类防护用品及其选用等四个方面，系统地介绍了各类职业病危害个体防护用品的基本功能和选用原则，并结合陶瓷生产企业实际，对防尘口罩过滤元件级别、适用的防尘范围做了详细说明；对防毒过滤元件分类和标色、防护气体类型、使用场所也做了详细说明。目的是使读者通过对职业病危害个体防护用品的全面了解，掌握陶瓷生产企业选用职业病危害个体防护用品的基本原则和正确方法，为正确配备、合理使用个体防护用品奠定基础，提高职业病危害个体防护用品选用水平，保证防护用品的防护效果，提升防护用品的管理水平，进而达到保障劳动者职业健康目的。

针对相当多的陶瓷生产企业特别是大量的中小企业不了解《中华人民共和国职业病防治法》的实际情况，本书最后附加了《中华人民共和国职业病防治法》全文，以便于企业负责人和管理人员及广大劳动者学习了解掌握使用。同时，对与职业病防治有关的其他法规、规章、规范性文件、相关国家标准、职业卫生标准、行业标准，用附录的形式进行列举，以为读者查阅提供方便；并将常用的职业病危害警示标识和常规设置地点以列举的形式做了附加，以方便和规范企业的使用。

本书既可作为陶瓷生产企业负责人员、职业卫生管理人员、劳动岗位作业人员，以及职业卫生监督管理部门监管人员的学习用书，也可作为陶瓷生产企业对从业人员进行职业卫生培训的教学用书。

由于编者水平有限，书中难免存在错误、疏漏和不当之处，敬请各位读者和同仁提出宝贵意见。

编　者

2019 年 3 月

目　　　　录

第一章　陶瓷生产企业职业病危害及可致的职业病

　　本章主要介绍陶瓷企业在生产过程中存在的主要职业病危害，以及这些职业病危害对劳动者可能造成的职业伤害，以此引起广大读者对陶瓷生产企业职业病危害的重视，提高防范职业病危害的意识。陶瓷企业在生产过程中存在有粉尘（矽尘、陶土尘、滑石尘、铝尘、煤尘）、化学毒物（一氧化碳、二氧化硫、氮氧化物、苯及苯系物、三氯甲烷、甲醇，以及铅及其化合物、锰及其化合物等）、物理有害因素（噪声、高温、振动）等职业病危害因素，长期接触这些职业病危害因素，会导致作业人员罹患矽肺，陶工尘肺，滑石尘肺，中暑，噪声聋，铅及其化合物中毒等职业性疾病。本章共分三节，第一节主要介绍粉尘危害及其可致的职业病，第二节主要介绍化学有害因素及其可致的职业病，第三节主要介绍物理有害因素及其可致的职业病。

　　职业病危害，是指对从事职业活动的劳动者可能导致职业病的各种危害。职业病危害因素包括职业活动中存在的各种有害的化学、物理、生物因素以及在作业过程中产生的其他职业有害因素。

第一节　粉尘危害及其可致的职业病

本节主要介绍陶瓷生产粉尘的来源，陶瓷粉尘对人体的危害，陶瓷生产企业常见的尘肺病即矽肺的临床表现与治疗，陶瓷生产粉尘的接触限值以及粉尘的现场监测等内容。

一、陶瓷生产粉尘的来源

粉尘是指悬浮在空气中的固体微粒。在生产过程中形成的，并能长时间悬浮在空气中的固体颗粒，称为生产性粉尘。国际标准化组织规定，粒径小于 75 μm 的固体悬浮物定义为粉尘。

陶瓷生产粉尘来源于陶瓷生产过程中的原料制备、釉料制备、成型、干燥、烧成、后处理及煤粉制备等各道工序中，主要有矽尘、陶土尘、滑石尘、铝尘、煤尘等粉尘，其中含游离二氧化硅等元素的粉尘是对人体健康损害最为严重的职业病危害因素。

二、陶瓷粉尘的危害

粉尘对人的身体健康都是有害的，特别是对呼吸系统的伤害尤其严重。

（一）粉尘对身体的损害

在生产环境中长期吸入生产性无机粉尘，很有可能罹患以肺部进行性纤维组织增生为主的疾病——尘肺病，一旦发生尘肺，则肺部的纤维化将不可逆转，会对身体造成终身伤害，因此必须予以高度重视。粉尘也会引发呼吸系统炎症，当粉尘作为异物进入人体后，人体具有的本能的排异反应，在粉尘沉积的部位会聚集大量的巨噬细胞，导致炎性反应，引起粉尘性支气管炎、肺炎、鼻炎和支气管哮喘等疾病。职业病调查结果表明，粉尘作业人员慢性支气管炎等呼吸道疾病发病率增加。皮肤长期接触粉尘也可引起粉刺、毛囊炎、脓皮病等。

某些粉尘含有人类致癌物，含有这些物质的粉尘可以引起呼吸或者其他系统肿瘤。比如 1997 年国际癌症研究中心（IARC）的专题研究小组通过总结当时已发表的游离二氧化硅粉尘研究成果，认为可以将游离二氧化硅确定为人类肯定的致癌物。

（二）粉尘进入人体的途径

粉尘可以通过呼吸道、皮肤进入人体，其中以呼吸道为主要途径。

1. 通过呼吸道进入

粉尘被人体吸入后，通过撞击、重力沉积、弥散、静电沉积、截留而沉降在呼吸道，也有极少部分进入肺泡区。粉尘在呼吸道的沉积可分为三个区域：上呼吸道区（包括鼻、口、咽喉），气管、支气管区和肺泡区（无纤毛的细支气管及肺泡）。一般认为，$10\ \mu m$ 以上的粉尘大部分沉积在鼻咽部，$10\ \mu m$ 以下的粉尘可进入呼吸道深处，而在肺泡内沉积的粉尘大部分在 $5\ \mu m$ 以下，尤其是 $2\ \mu m$ 左右的粉尘。

2. 通过皮肤进入

通常粉尘很难通过皮肤进入人体，但是在皮肤发生破损或某些尖锐的粉尘损伤皮肤后，粉尘也可以进入。

（三）尘肺病的发病特点

尘肺病是指由于在生产环境中长期吸入生产性粉尘而引起的以肺组织弥漫性纤维化为主的疾病。尘肺的发病时间一般在 8～34 年，患者接尘时间一般在 20 年以上。据统计，尘肺病约占我国职业病总人数的 90% 左右。尘肺病的发生和发展与从事接触粉尘作业的工龄、粉尘的种类、浓度、防护措施以及个体差异等有关。尘肺病主要分为壹期尘肺、贰期尘肺、叁期尘肺和叁期尘肺合并肺结核等四种类型，如图1－1、图1－2、图1－3、图1－4所示。

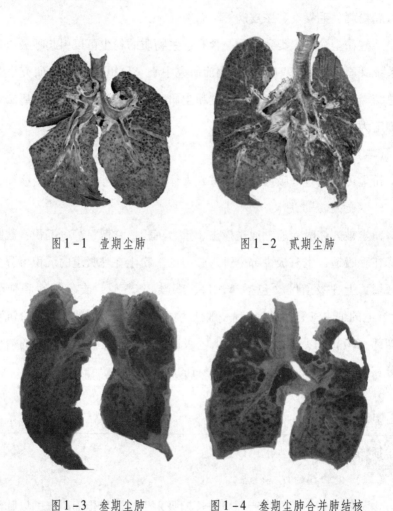

图1－1　壹期尘肺　　　　　图1－2　贰期尘肺

图1－3　叁期尘肺　　　图1－4　叁期尘肺合并肺结核

各地职业病防治机构多年研究的数据表明，陶瓷生产企业作业人员长期接触不同工艺阶段的生产性粉尘均可导致尘肺病的发生，但以矽肺与陶工尘肺为主。

三、矽肺的临床表现与治疗

根据陶瓷生产企业产生的粉尘特性，作业人员罹患的尘肺病主要以矽肺为主，在此主要对矽肺的相关知识进行介绍。

（一）矽肺的临床表现

矽肺是最早描述的尘肺，是由于生产过程中长期吸入大量含游离二氧化硅的粉尘所引起的以肺组织纤维化改变为主的肺部疾病。矽肺为进行性肺部疾病，即使停止接触矽尘病变仍可进展。

矽肺患者病程早期往往无症状或症状不明显，即使 X 线胸片上已有较明显的征象，仍可无症状表现，仅在定期体检或因其他原因作胸部摄片时才被发现；此时肺部已有典型矽结节改变，甚至已达到贰期矽肺的程度。随着病情进展或有合并症，可出现不同程度的症状，症状轻重与肺内病变程度往往不完全平行。

（1）呼吸困难：逐渐出现缓慢进展的呼吸困难，以活动后为甚。首先病人在用力时出现出气不畅或胸部有压迫感的感觉，在休息时很少有类似症状，多半由肺组织纤维化特别是合并肺气肿所致，也可由合并感染引起；气急的存在和严重程度与肺功能损害的程度以及 X 线表现不一定平行；晚期患者呼吸困难极为严重，轻微活动甚至休息时也感气短，不能平卧。

（2）咳嗽、咳痰：有吸烟史者，可伴有咳嗽、咳痰等支气管炎症状，咳嗽主要在早晨，有时日夜间断发生，后期常有持续性的阵咳，可能是由气管和支气管内神经受矽结节块的刺激所致。无痰，或仅少量黏痰，在继发感染时可出现脓性痰，咳嗽加重。一般无哮鸣，除非合并有慢性支气管炎或过敏性哮喘。

（3）咯血：单纯性矽肺咯血者少见，偶有咯血，一般为痰中带血丝，

5

合并结核和支气管扩张时，有反复咯血、甚至大量咯血。

（4）胸闷、胸痛：多为前胸中上部针刺样疼痛，或持续性隐痛，常在阴雨天或气候变化时出现，与呼吸、运动、体位无关。

（5）全身损害状况：不明显，除非合并肺结核或有充血性心力衰竭，休息时有气急者应怀疑伴有严重肺气肿或肺外疾病的可能。除呼吸道症状外，晚期矽肺患者常有食欲减退，体力衰弱，体重下降，盗汗等症状。

早期矽肺多无体征，晚期患者可出现慢性阻塞性肺部疾病的体征：桶状胸，叩诊呈过清音，听诊呼气音延长，呼吸音减弱等，合并感染时两肺可听到干湿罗音，晚期合并肺心病心力衰竭时可见到一系列相应体征。

（二）矽肺的治疗

多年来国内外为防治矽肺做了大量研究工作，迄今为止，对矽肺尚缺乏可靠有效的疗法，矽肺与其他类型尘肺病均无特效治疗药物，尚无根治办法，只能是对症治疗；建议治疗药物：克矽平、矽肺宁柠檬酸铝、汉防己甲素、羟基哌哇、磷酸羟基哌哇等，在治疗的同时，病人应脱离粉尘作业。克矽平、磷酸羟基哌喹等药物（抗纤维化治疗）可以在一定程度上减轻症状、延缓病情进展，但长期效果有待观察。寻求安全、有效的尘肺病治疗方法成为当今职业病防治的重要课题。

近年来，国内部分省市职业病防治机构采用针灸、中药联合呼吸功能训练和有氧训练的综合疗法治疗尘肺病取得了值得肯定的效果。

另外，在治疗原发病的基础上，还需要积极预防和治疗肺结核、肺内感染等并发症，及时将患者调离粉尘作业岗位，脱离粉尘工作环境，以控制病情进展，延长病人寿命，提高病人生活质量。

大容量全肺灌洗术是目前治疗尘肺病的一种探索性技术，如图 1 – 5

所示。该技术可以直接清除长期滞留于尘肺病患者细支气管和肺泡腔内的粉尘以及能分泌多种成纤维细胞生长因子的巨噬细胞，以减轻和延缓肺纤维化的进展，改善呼吸功能。但由于全肺灌洗术操作条件严格，技术要求高，而且还存在操作禁忌人群，故该方法目前只有少数职业病医院开展。

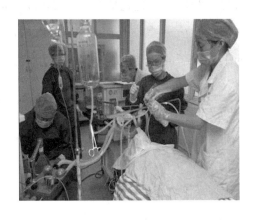

图1-5 全肺灌洗术治疗

四、粉尘的职业接触限值

职业接触限值，是指在职业活动过程中长期反复接触，对绝大多数接触者的健康不引起有害作用的容许接触水平，是职业性有害因素的接触限制量值。《工作场所有害因素职业接触限值 第1部分：化学有害因素》（GBZ 2.1—2007）规定了粉尘的职业接触限值，包括时间加权平均容许浓度（PC-TWA）和超限倍数。

（一）粉尘分类

粉尘分类方式方法很多，本书主要介绍工作场所有害因素职业接触限值中经常用到的分类方法，即将粉尘分为总粉尘和呼吸性粉尘。

（1）总粉尘：是指可进入整个呼吸道（鼻、咽和喉、胸腔支气管、细支气管和肺泡）的粉尘，简称"总尘"，技术上是用总粉尘采样器按标准方法在呼吸带（距离人的鼻孔 30 cm 所包含的空气带）测得的所有粉尘。

（2）呼吸性粉尘：是指能够到达呼吸道深部和肺泡区，并进入气体交换区域的粉尘，简称"呼尘"，也就是按照呼吸性粉尘标准测定方法所采集的可进入肺泡的粉尘粒子。其空气动力学直径均在 7.07 μm 以下，空气动力学直径 5 μm 粉尘粒子的采样效率为 50% 以上。

（二）粉尘浓度

1. 时间加权平均浓度（TWA）

时间加权平均值（Time Weighted Average）或称时量平均浓度，简称 TWA。

TWA 是作业场所空气中有害物质 8 h 时间加权平均浓度，是一个实际测量值。时间加权平均浓度值是评价作业场所环境卫生状况和作业人员实际接触水平的重要参数。

TWA 的计算方法：在 8 h 内，定时取数，然后求平均值，考虑到结果的有效性和实用性，规定采样间隔的时间不大于 15 min，然后所有的结果相加平均即作为 8 h TWA 值。

时间加权平均浓度（TWA），是根据《工作场所空气中粉尘测定　第1 部分：总粉尘浓度》（GBZ/T 192.1）和《工作场所空气中粉尘测定　第2 部分：呼吸性粉尘浓度》（GBZ/T 192.2）等职业卫生标准进行测定的。

定点检测是测定时间加权平均浓度（TWA）的一种常用方法，要求采集一个工作日内某一工作地点，各时段的样品，按各时段的持续接触时间与其相应浓度乘积之和除以 8，得出 8 h 工作日的时间加权平均浓度

（TWA）。定点检测除了反映个体接触水平，也适用评价工作场所环境的卫生状况。定点检测可按式（1－1）计算出时间加权平均浓度为

$$C_{\text{TWA}} = (C_1 T_1 + C_2 T_2 + \cdots + C_n T_n)/8 \qquad (1-1)$$

式中　　　C_{TWA}——8 h 工作日接触有害因素的时间加权平均浓度，mg/m^3；

　　　　　8——每个工作日的工作时间，h，工作时间不足 8 h 者，仍以 8 h 计；

　　　$C_1, C_2, \cdots, C_n$——T_1，T_2，$\cdots$，T_n 时间段接触的相应浓度；

　　　$T_1, T_2, \cdots, T_n$——$C_1, C_2, \cdots, C_n$ 浓度下相应的持续接触时间。

2. 时间加权平均容许浓度（PC－TWA）

时间加权平均容许浓度（Permissible Concentration－Time Weighted Average）是以时间为权数规定的 8 h 工作日、40 h 工作周的平均容许接触浓度，简称 PC－TWA，是职业接触限值指标。陶瓷生产企业工作场所空气中生产性粉尘容许接触浓度，见表 1－1。

表 1-1　陶瓷生产企业工作场所空气中生产性粉尘容许接触浓度

名　　称	PC－TWA/(mg·m^{-3})		备　注
	总尘	呼尘	
氧化铝粉尘	4		
矽尘			
10% ≤游离二氧化硅含量≤50%	1	0.7	G1（结晶型）
50% ＜游离二氧化硅含量≤80%	0.7	0.3	
游离二氧化硅含量＞80%	0.5	0.2	
滑石粉尘	3	1	
云母粉尘	2	1.5	
石膏粉尘	8	4	
煤尘（游离二氧化硅含量＜10%）	4	2.5	

表1-1（续）

名　　称	PC－TWA/(mg·m⁻³)		备　注
	总尘	呼尘	
铝　尘	3		
其他粉尘	8		

注：1. 表中列出的各种粉尘，凡游离二氧化硅高于10%者，均按照矽尘容许浓度对待。

　2. G1是指确认人类致癌物。

　3. 其他粉尘指游离二氧化硅低于10%，不含石棉和有毒物质，而尚未制定容许浓度的粉尘。

从表1-1得知，当粉尘中矽尘浓度在10%≤游离二氧化硅含量≤50%时，工作场所空气中生产性粉尘容许接触浓度PC－TWA为1 mg/m³（总尘）。某陶瓷生产企业一车间3个采样点总尘浓度以及作业人员接触时间分别为1.0 mg/m³，接触3 h；0.5 mg/m³，接触2 h；1.5 mg/m³，接触3 h。代入式（1-1），C_{TWA}=（1.0×3+0.5×2+1.5×3）÷8=1.0625 mg/m³，此结果>1.0 mg/m³，超过总尘时间加权平均容许浓度的PC－TWA。

（三）超限倍数

超限倍数是对未制定短时间接触容许浓度（PC－STEL）的化学有害因素，在符合8 h时间加权平均容许浓度的情况下，任何一次短时间（15 min）接触的浓度均不应超过的PC－TWA的倍数值。短时间接触容许浓度（PC－STEL）是在遵守PC－TWA前提下容许短时间（15 min）接触的浓度。

《工作场所有害因素职业接触限值　第1部分：化学有害因素》（GBZ 2.1—2007）中对生产性粉尘尚未制定PC－STEL，但即使其8 h TWA没有超过PC－TWA，也应控制其波动上限。因此，可采用超限倍数控制其短时间接触水平的过高波动。在符合PC－TWA的前提下，粉尘的超限倍数是 PC－TWA 的 2 倍。

煤尘的 PC－TWA 为 4 mg/m³（总尘）和 2.5 mg/m³（呼尘），其超限倍数为 2。例如测得总尘和呼尘的短时间（15 min）接触浓度分别为 8 mg/m³ 和 5 mg/m³，分别是相应 PC－TWA 的 2 倍，均小于等于 2 倍的 PC－TWA，结果符合超限倍数要求。

五、粉尘的现场监测

现场监测的目的是掌握工作场所中粉尘的性质、浓度及其在时间和空间上的分布情况，为粉尘的危害定性、定量评价以及采取防护措施提供科学依据。

（一）粉尘的采样

粉尘的采样包括定点采样和个体采样。采样点是指根据监测工作需要和工作场所状况，所选定的具有代表性的空气样品采集地点。定点采样是指将空气收集器放置在采样点作业人员的呼吸带附近进行采样。个体采样是指将空气收集器佩戴在采样对象的前胸上部，其进气口尽量接近呼吸带所进行的采样。

1. 定点采样

采样点的选择，决定了能否准确监测到作业人员实际接触粉尘的浓度情况，是准确评价现场达标与否的重要步骤。采样点的选择要具有代表性，应当包括粉尘浓度最高、作业人员接触时间最长的地点。在不影响操作的情况下，采样点应当尽可能靠近作业人员；空气收集器应尽量接近作业人员工作时的呼吸带。采样点应设在工作地点的下风向，应远离排气口和可能产生涡流的地点。

2. 个体采样

采样对象是接触和可能接触粉尘的作业人员，必须包括不同工作岗位的、接触粉尘浓度最高和接触时间最长的人员。

（二）采样时段和监测频率

采样时段是指在一个监测周期（如工作日、周或年）中，选定的采样时刻。采样时段应选择在粉尘浓度最高的月份、最高的时段采样。一般粉尘监测应每月一次，如果生产是连续的，粉尘浓度保持稳定，在任何一天监测均可；如果生产是间断的，应选择粉尘浓度最高的工作日进行检测。

（三）采样时间

采样时间指每次采样从开始到结束所持续的时间。短时间采样指采样时间一般不超过 15 min 的采样。长时间采样指采样时间一般在 1 h 以上的采样。粉尘监测最好是监测整个工作班，如果不可行，可以在整个工作班里进行分段采样，每次最好持续 1 h 以上。

（四）粉尘监测项目

依据粉尘的特性和危害特点，目前企业工作场所粉尘测定主要是粉尘的浓度测定、分散度测定和游离二氧化硅含量测定。

1. 粉尘浓度测定

粉尘浓度是反映工作场所粉尘危害的主要指标，是判断工作场所是否达标的主要参数。粉尘浓度测定分为总粉尘和呼吸性粉尘两类。

1）总粉尘浓度测定

总粉尘测定的仪器、样品的采集、样品的运输和保存、样品的称量等要求，按照国家职业卫生标准《工作场所空气中粉尘测定　第 1 部分：总粉尘浓度》(GBZ/T 192.1) 的规定执行。

2）呼吸性粉尘浓度测定

呼吸性粉尘测定的仪器、样品的采集、样品的运输和保存、样品的称量等要求，按照国家职业卫生标准《工作场所空气中粉尘测定　第 2 部分：呼吸性粉尘浓度》（GBZ/T 192.2）的规定执行。

总粉尘和呼吸性粉尘浓度测定的基本方法均为滤膜采样法。具体操作方法：使用符合标准技术条件的采样器抽取一定体积的含尘空气，将粉尘阻留在已知质量的滤膜上，由采样后滤膜的增重和采样空气量求出单位体积空气中粉尘的质量。

总粉尘和呼吸性粉尘的浓度按式（1-2）计算：

$$C = \frac{m_2 - m_1}{V \times t} \times 1000 \qquad (1-2)$$

式中　　C——空气中总粉尘（或呼吸性粉尘）的浓度数值，mg/m^3；

　　　　m_2——采样后的滤膜质量数值，mg；

　　　　m_1——采样前的滤膜质量数值，mg；

　　　　V——采样流量数值，L/min；

　　　　t——采样时间数值，min。

总粉尘和呼吸性粉尘的时间加权平均浓度按式（1-1）计算。

2. 粉尘分散度测定

粉尘分散度是指粉尘的粒度或粉尘粒径的频率分布。粉尘粒子分散度越高，其在空气中飘浮的时间越长，沉降速度越慢，被人体吸入的机会就越多，对人体危害就越大。

粉尘分散度的测定方法为滤膜溶解涂片法和自然沉降收集样品，在显微镜下用目镜测微尺计数不同粒径粒子的数量及其所占百分比。具体操作依据《工作场所空气中粉尘测定　第 3 部分：粉尘分散度》（GBZ/T 192.3）的规定进行。

3. 粉尘中游离二氧化硅含量测定

粉尘中游离二氧化硅含量是危害人体健康的决定因素，其含量越高，危害越大，因此各国在制定职业卫生标准时都考虑到游离二氧化硅的含量。矿山的页岩、砂岩和石灰石中游离二氧化硅的含量通常在 20% ~ 50%，煤尘中含量一般不超过 5%，水泥粉尘中游离二氧化硅含量较低。

粉尘中游离二氧化硅含量的测定方法依据国家职业卫生标准《工作场所空气中粉尘测定　第 4 部分：游离二氧化硅含量》（GBZ/T 192.4）的规定进行。

第二节　化学有害因素及其可致的职业病

本节主要介绍陶瓷生产企业存在的化学毒物及其可导致的职业病，重点介绍了一氧化碳、二氧化硫、氮氧化物、苯及苯系物、三氯甲烷、甲醇，以及铅及其化合物、锰及其化合物的中毒机理、临床表现、接触限值以及急救措施。

陶瓷生产企业工作场所化学有害因素主要来源于喷雾干燥、制釉施釉、釉烧等环节，主要有害因素有一氧化碳、二氧化硫、氮氧化物、苯及苯系物、三氯甲烷、甲醇、铅及其化合物、锰及其化合物等化学有害物质，这些物质以气态（气体、蒸气）、液态（液体、雾）、固态（烟、粉尘）或气溶胶的形式存在，其中粉尘、烟和雾统称为气溶胶。

化学有害因素主要经呼吸道进入人体，其次为皮肤，极少数情况也可因误服由消化道进入。人体受化学有害因素作用后引起一定程度损害而出现的疾病状态甚至死亡现象称为中毒。

《工作场所有害因素职业接触限值　第 1 部分：化学有害因素》（GBZ 2.1—2007）中规定了化学有害因素的职业接触限值，包括时间加权平均容许浓度、短时间接触容许浓度和最高容许浓度三类。其中时间加权平均容许浓度、短时间接触容许浓度在本章第一节中已介绍。最高容许浓度（MAC）是指在一个工作日内、工作场所任何时间有毒化学因素均不应超过的浓度值。

本节对陶瓷生产企业主要存在的一氧化碳、二氧化硫、氮氧化物、苯及苯系物、三氯甲烷、甲醇以及铅及其化合物、锰及其化合物职业危害的相关内容进行介绍。

一、一氧化碳

俗称"煤气",为无色、无臭、无味、无刺激性的窒息性气体。分子量为 28.01,密度 0.967 g/L。微溶于水,易溶于氨水。易燃、易爆,与空气混合爆炸极限为 12.5% ～74.2% 。

（一）一氧化碳的中毒原理

一氧化碳可导致的职业病是一氧化碳中毒。一氧化碳经呼吸道进入血液循环,其中 80% ～90% 与血红蛋白发生紧密可逆性结合,形成碳氧血红蛋白,使血红蛋白失去携氧能力,导致低氧血症。一氧化碳不仅能与血液中血红蛋白结合,而且还能与血管外的血红素蛋白结合,从而抑制组织呼吸,造成细胞缺氧窒息。

（二）一氧化碳中毒临床表现

一氧化碳中毒依其吸入的浓度和中毒时间的长短分为三种类型。

（1）轻度中毒。中毒时间短,早期出现头痛、头昏、心悸、恶心、四肢无力等症状,甚至出现短暂昏厥。中毒者在脱离中毒环境后,症状可迅速缓解,一般不留后遗症。

（2）中度中毒。中毒时间稍长,除上述症状外,出现浅至中度昏迷,皮肤和黏膜呈现特有的樱桃红色。中毒者经及时抢救可迅速清醒,数天内完全恢复,无明显并发症。

（3）重度中毒。往往发现时间过晚,可出现深昏迷,各种反射消失,大小便失禁,四肢厥冷,血压下降,呼吸急促,会很快死亡。昏迷时间越长，越难痊愈，常留有痴呆、记忆力和理解力减退、肢体瘫痪等后遗症。

（三）一氧化碳职业接触限值

国家职业卫生标准《工作场所有害因素职业接触限值 第1部分：化学有害因素》（GBZ 2.1—2007）规定，工作场所一氧化碳的职业接触限值标准：

（1）时间加权平均容许浓度（PC‑TWA）：非高原时一氧化碳职业接触限值为 20 mg/m³。

（2）短时间接触容许浓度（PC‑STEL）：非高原时一氧化碳职业接触限值为 30 mg/m³。

（3）最高容许浓度（MAC）：海拔 2000~3000 m，一氧化碳职业接触限值为 20 mg/m³；海拔大于 3000 m，一氧化碳职业接触限值为 15 mg/m³。

（四）一氧化碳中毒急救措施

作业人员发生一氧化碳中毒，应迅速采取以下急救措施：

（1）施救人员在保证自身安全的情况下，迅速将中毒者转移到通风良好、空气新鲜的地方，注意保暖。

（2）松开中毒者衣领，保持呼吸道通畅，如有心跳呼吸骤停，在检查、清理口鼻分泌物后，立即实施心肺复苏。

（3）有条件者立即给予静脉滴注 50% 葡萄糖、维生素、肌苷等能量合剂，积极预防和减轻脑水肿。

（4）如出现昏迷，迅速将中毒者转送医院就诊，并进行高压氧舱治疗。高压氧舱对一氧化碳中毒患者治疗效果较好，后遗症发病率较低。

二、二氧化硫

常温下为无色有刺激性气味的有毒气体，密度比空气大，易液化，易溶于水（约为 1:40），密度 2.551 g/L。

（一）二氧化硫的中毒原理

二氧化硫可导致的职业病是二氧化硫中毒。二氧化硫经呼吸道进入人体后，易被湿润的黏膜表面吸收而生成亚硫酸，其中部分氧化为硫酸，故对眼和呼吸道有强烈的刺激作用。

（二）二氧化硫中毒临床表现

轻度中毒时表现为流泪、畏光、咳嗽、鼻咽喉部灼烧样痛、声音嘶哑，甚至呼吸短促、胸闷，有时还伴有恶心、呕吐、上腹痛、头痛等症状。严重中毒时于数小时内发生急性肺水肿，甚至导致死亡。

（三）二氧化硫职业接触限值

国家职业卫生标准《工作场所有害因素职业接触限值　第1部分：化学有害因素》（GBZ 2.1—2007）规定，工作场所二氧化硫的职业接触限值标准：

（1）时间加权平均容许浓度（PC - TWA）：5 mg/m^3。

（2）短时间接触容许浓度（PC - STEL）：10 mg/m^3。

（四）二氧化硫中毒急救措施

迅速将中毒患者脱离中毒环境并转移至通风良好处，保持呼吸道通畅，立即进行吸氧及对症处理；用大量清水冲洗眼睛和鼻腔，并用2%苏打溶液漱口，严重者应速送附近医院就诊。

三、氮氧化物

氮氧化物是氮和氧化合物的总称，包括氧化亚氮、一氧化氮、二氧化氮、三氧化二氮、四氧化二氮和五氧化二氮等。职业环境中接触的是以上几种气体的混合物，称为硝烟（气），其中以一氧化氮和二氧化氮为主。

（一）氮氧化物的中毒原理

氮氧化物可导致的职业病是氮氧化物中毒。氮氧化物经呼吸道进入人体，毒性作用主要取决于一氧化氮和二氧化氮。一氧化氮可以迅速氧化血红蛋白为高铁血红蛋白，引起高铁血红蛋白血症和中枢神经系统损害。二氧化氮毒性约为一氧化氮的 4～5 倍，可以进入呼吸道深部，与细支气管及肺泡上的水起作用，生成硝酸和亚硝酸，对肺组织产生刺激和腐蚀作用，导致肺水肿。

（二）氮氧化物中毒临床表现

短期内吸入大量氮氧化物气体，会引起以呼吸系统损害为主的全身疾病，可导致化学性气管炎、化学性肺炎及化学性肺水肿。轻度中毒仅有胸闷、咳嗽、咳痰，可伴有头晕、头痛、物理恶心等症状；中度中毒出现胸闷加重，咳嗽加剧、呼吸困难，咳痰或咯血丝痰；重度中毒出现明显呼吸困难、剧烈咳嗽、发绀，可导致急性呼吸窘迫综合症。

（三）氮氧化物职业接触限值

国家职业卫生标准《工作场所有害因素职业接触限值　第 1 部分：化学有害因素》（GBZ 2.1—2007）规定，工作场所一氧化氮和二氧化氮的职业接触限值标准：

（1）时间加权平均容许浓度（PC-TWA）：一氧化氮职业接触限值为 15 mg/m^3；二氧化氮职业接触限值为 5 mg/m^3。

（2）短时间接触容许浓度（PC-STEL）：二氧化氮职业接触限值为 10 mg/m^3。

（四）氮氧化物中毒急救措施

施救人员在保证自身安全的情况下，迅速将中毒者转移到通风良好、空气新鲜的地方，立即给予氧气吸入；对接触者观察 24～72 h，注意病情变化并给予适当治疗；早期应用糖皮质激素，积极预防肺水肿。

四、苯及苯系物

苯为有特殊芳香味的无色透明油状液体，微溶于水，可与乙醇、乙醚、丙酮、汽油和二硫化碳等有机溶剂混溶。苯属中等毒类化合物，人在24000 mg/m³ 浓度下接触 30 min 有生命危险。甲苯、二甲苯等属苯的同系物，甲苯、二甲苯等苯系物大多为具有特殊芳香味的无色透明易挥发液体，难溶于水，可溶于醇、醚等有机溶剂，毒性大多为低毒。目前多用甲苯、二甲苯代替纯苯作各种胶油漆涂料和防水材料的溶剂或稀释剂。苯系化合物已经被世界卫生组织确定为强烈致癌物质。

（一）苯及苯系物的中毒原理

苯及苯系物可经过呼吸道、胃肠道和皮肤、黏膜进入体内，其中呼吸道吸收是群体性中毒事件的主要接触途径。苯系物对人体的病理生理危害：一是对造血系统的损害作用；二是致癌、致畸作用，长期吸入能出现白细胞减少和血小板减少，严重可使骨髓造血技能发生障碍，导致再生障碍性贫血。若造血功能完全破坏，可发生致命的颗粒性白细胞消失症，并可引起白血病。同时苯可导致胎儿先天性缺陷，产生畸胎。

（二）苯及苯系物中毒临床表现

苯及苯系物中毒分为急性和慢性两种。急性职业性苯中毒指劳动者在职业活动中，短期内吸入大剂量苯及苯系物所引起的以中枢神经系统损害为主要表现的全身性疾病；慢性职业性苯中毒指劳动者在职业活动中较长时期接触苯及苯系物引起的以造血系统损害为主要表现的全身性疾病。

1. 急性苯及苯系物中毒

临床表现有意识障碍并排除其他疾病引起的中枢神经功能改变，按意识障碍程度，分为轻度和重度二级。

（1）轻度中毒病人感到头晕、头痛、眩晕、酩酊感、神志恍惚、步伐不稳，有时可有嗜睡、手足麻木、视力模糊。消化系统症状可有恶心、呕吐等。黏膜有轻度刺激症状如流泪、咽痛或咳嗽等。轻度中毒病员，一般经脱离现场与及时对症处理，在短期内即可逐渐好转，无后遗症。

（2）重度中毒可出现视物模糊，震颤、呼吸浅而快、室性心律不齐、抽搐、谵妄和昏迷。少数严重病例可出现呼吸和循环衰竭，心室颤动，强直性抽搐等症状，极严重者可因呼吸中枢麻痹而死亡。

不论轻度或重度中毒，都可出现自主神经系统功能失调症状，如多汗、心动过速或心动过缓，以及血压波动等。这些症状持续一周左右后逐渐消失。少数患者出现四肢远端皮肤感觉减退，经治疗后可以恢复。误服苯后除可引起全身性中毒外，还可发生口腔、咽喉、食管和胃黏膜刺激症状，甚至引起肺炎、虚脱。成人口服 15 mL 以上可致死。苯的液体吸入肺内，可引起肺水肿和肺出血。

2. 慢性苯及苯系物中毒症状

慢性苯及苯系物中毒的症状是逐渐发生的。中毒情况因工作环境、个人健康状况及对毒物敏感性等而不同，且与性别、年龄等也有一定关系。故工种、工龄相同的人，中毒情况并不一致。慢性苯及苯系物中毒的症状与中毒程度也不完全相称，一般有以下一些临床表现。

1）神经系统

早期最常见的是神经衰弱综合征，主要是头晕、头痛，以后有乏力、失眠或多梦、性格改变、记忆力减退等。开始经休息后可改善，以后则持续存在。极少数病例有四肢末端痛觉减退和麻木等，一般无运动功能障碍。有因重度慢性苯中毒所引起的多发性神经病、脊髓炎、球后视神经炎、癫痫及精神失常等报道。

2）造血系统

血象异常是慢性苯中毒的特征，但其变化多样，缺乏规律性。可归纳为：①早期血象异常；②继发性再生障碍性贫血；③继发性骨髓增生异常综合征；④继发性白血病。

（1）早期血象异常：早期中毒以白细胞数持续降低为主要表现，常伴有淋巴细胞绝对数减少。少数病例可先呈血小板或红细胞减少，极个别有红细胞增多。

（2）继发性再生障碍性贫血：长期接触苯或较短期间内大量接触，最后均可导致全血细胞减少，造血功能趋向于衰竭阶段。

（3）继发性骨髓增生异常综合征是一种克隆性血液病，伴有造血功能显著异常。临床表现有贫血、出血及反复感染。

（4）继发性白血病。苯引起的白血病多在长时间、高浓度接触后发生，最短6个月，最长23年。

苯引起白血病的类型：以急性型为多见，慢性的很少见。急性型中，以粒细胞为多，其次为红白血病，淋巴细胞性及单核细胞性较少见。个别报告有原始细胞性或早幼粒细胞性白血病，甚至有绿色瘤的病例报道。

（三）苯及苯系物职业接触限值

国家职业卫生标准《工作场所有害因素职业接触限值　第1部分：化学有害因素》（GBZ 2.1—2007）规定，工作场所苯、甲苯、二甲苯的职业接触限值标准：

（1）时间加权平均容许浓度（PC－TWA）：苯的职业接触限值为$6 mg/m^3$；甲苯的职业接触限值为$50 mg/m^3$；二甲苯的职业接触限值为$50 mg/m^3$。

（2）短时间接触容许浓度（PC－STEL）：苯的职业接触限值为$10 mg/m^3$；甲苯的职业接触限值为$100 mg/m^3$；二甲苯的职业接触限值为$100 mg/m^3$。

（四）苯及苯系物中毒救治措施

（1）急性中毒：中毒患者应迅速脱离现场，将其移至空气新鲜处，立即脱去被苯污染的衣服，用肥皂水清洗被污染的皮肤，注意保暖。急救原则与内科相同，口服者给洗胃。对症支持治疗，可给予葡萄糖醛酸，注意防治脑水肿。急性期应卧床休息，心搏未停者忌用肾上腺素。

（2）慢性中毒：无特效解毒药，治疗根据造血系统损害所致血液疾病对症处理。

五、三氯甲烷

三氯甲烷（Trichloromethane）又名氯仿或三氯化碳，无色透明液体，有特殊气味，味甜。高折光，不燃，质重，易挥发。纯品对光敏感，遇光照会与空气中的氧作用，逐渐分解而生成剧毒的光气（碳酰氯）和氯化氢。不溶于水，能与乙醇、苯、乙醚、石油醚、四氯化碳、二硫化碳和油类等混溶。熔点为 $-63.5\,^{\circ}\text{C}$，沸点为 $61.3\,^{\circ}\text{C}$。

（一）三氯甲烷的中毒原理

三氯甲烷可通过人体的呼吸系统、消化道和皮肤进入人体，特别是经消化道进入人体后，能快速且完全地被吸收，并会迅速传播到全身，但一般在脂肪、脑、肝和肾中的含量较高。三氯甲烷属于中等毒性，他不仅对人体中枢神经系统有极大的危害，还会损伤人体的其他的器官，如心、肝、肾等。具有麻醉性，也有致癌的可能性。

（二）三氯甲烷中毒临床表现

如果人体通过呼吸系统吸入高浓度的三氯甲烷或者经皮肤吸收大量三氯甲烷时，有可能会造成急性中毒。初期的症状为头痛、头晕、恶心、呕吐、兴奋、皮肤湿热和黏膜刺激等症状，以后会呈现精神紊乱、呼吸表浅、反射消失、昏迷等，重者发生呼吸麻痹、心室纤维性颤动等症状，同时可伴有肝、肾损害。误服中毒时，胃有烧灼感，伴恶心、呕吐、腹痛、腹泻，以后会出现麻醉症状。如果人体长时间接触低浓度的三氯甲烷就可能导致慢性中毒，主要引起肝脏损害，少数有肾损害及嗜氯仿癖。主要症状为呕吐、消化不良、食欲减退、乏力、头痛、失眠等。液态三氯甲烷还可致皮炎、湿疹，甚至皮肤灼伤。

（三）三氯甲烷职业接触限值

国家职业卫生标准《工作场所有害因素职业接触限值　第 1 部分：化学有害因素》（GBZ 2.1—2007）规定，工作场所三氯甲烷的职业接触限值标准：

时间加权平均容许浓度（PC－TWA）：20 mg/m^3，属于可疑人类致癌物。

（四）三氯甲烷中毒急救措施

如果是皮肤接触，则应立即脱去被污染的衣服，用大量流动清水冲洗皮肤至少 15 min，然后抓紧就医。

如果是眼睛接触，则应立即提起眼睑，用大量流动清水或生理盐水彻底冲洗至少 15 min，然后抓紧就医。

如果是吸入，则应迅速脱离现场至空气新鲜处，保持呼吸道通畅。如呼吸困难，给输氧。如呼吸停止，立即进行人工呼吸，马上就医。

如果误食，则应速饮足量的温水，催吐，抓紧就医。

六、甲醇

甲醇的化学分子式为 CH_3OH，无色澄清易挥发液体，能溶于水、醇和醚，易燃、有麻醉作用，有毒、对眼睛有影响，严重时可导致失明，燃烧时无火焰，其蒸气与空气形成爆炸性混合物遇明火、高温、氧化剂有燃烧爆炸危险。相对密度（水＝1）为 0.7913，沸点为 64.8 ℃，凝固点为 －97.8 ℃，爆炸极限为 6.7%～36%（V），闪点为 11.11 ℃，自燃点为 385 ℃。

（一）甲醇的中毒原理

甲醇具有毒性，摄入量超过 4 g 就会出现中毒反应，误服一小杯超过

10 g 就能造成双目失明，饮入量大造成死亡。致死量为 30 mL 以上，大约是 70 mL。甲醇在体内不易排出，会发生蓄积，在体内氧化生成的甲醛和甲酸也都有毒性。甲醇的中毒机理是甲醇经人体代谢产生甲醛和甲酸，然后对人体产生伤害，可经呼吸道、皮肤、消化道进入体内。职业中毒以呼吸道为主，甲醇为神经毒物，有明显的麻醉作用，特别对视神经、视网膜有特殊选择作用。反复接触中等浓度甲醇可致暂时或永久性视力障碍和失明，失明的原因是甲醇的代谢产物甲酸累积在眼睛部位，破坏视觉神经细胞。脑神经也会受到破坏，而产生永久性损害。甲酸进入血液后，会使组织酸性越来越强，损害肾脏导致肾衰竭。

（二）甲醇中毒临床表现

甲醇的对人体的神经系统和血液系统毒性影响最大，它经消化道、呼吸道或皮肤摄入都会产生毒性反应，甲醇蒸气能损害人的呼吸道黏膜和视力。

（1）急性中毒：人体吸收大量甲醇后可出现头晕、头痛、恶心、胃痛、疲倦、步态蹒跚、失眠；眼球疼痛、复视、瞳孔扩大或缩小、对光反射迟钝，视力模糊以致失明；继而呼吸困难，最终导致呼吸中枢麻痹而死亡。急性职业中毒有一定的潜伏期。

（2）慢性中毒：长期接触低浓度甲醇，可出现神经衰弱综合征和植物神经功能紊乱，反应为眩晕、昏睡、头痛、耳鸣、消化障碍；视力减退，视神经炎，以致失明。

（三）甲醇职业接触限值

国家职业卫生标准《工作场所有害因素职业接触限值　第 1 部分：化学有害因素》（GBZ 2.1—2007）规定，工作场所甲醇的职业接触限值标准：

时间加权平均容许浓度（PC - TWA）：25 mg/m^3；

短时间接触容许浓度（PC – STEL）：50 mg/m³。

（四）甲醇中毒救治措施

（1）急性中毒：速将患者移离现场，脱去污染的衣服。①口服者，用 1% 碳酸氢钠洗胃，硫酸镁导泻；严重者，做血液透析或腹膜透析，以清除体内甲醇。②乙醇为甲醇中毒的解毒剂，可阻止甲醇氧化，促进甲醇排出；用 10% 葡萄糖液配成 5% 乙醇溶液，静脉缓慢滴注。③纠正酸中毒，根据血气分析或二氧化碳结合力测定及临床表现，及早给予碳酸氢钠溶液或乳酸钠溶液。④支持和对症治疗，根据病情以 20% 甘露醇 25 mL，加地塞米松 5～10 mg，静脉滴注，积极防治脑水肿，降低颅内压，改善眼底血循环，防止视神经病变。⑤维持呼吸和循环功能，维持电解质平衡，给予大量 B 族维生素。

（2）慢性中毒及视神经损害、视神经萎缩者，给予地巴唑 10 mg，烟酸 10 mg 及维生素 B_1、维生素 B_{12} 等扩张血管、营养神经药，每日 3 次，口服；必要时用糖皮质激素，如地塞米松口服治疗，保护视神经，促进其恢复。

七、铅及其化合物

铅（lead）为灰蓝色柔软的重金属，具有抗氧化、耐腐蚀和可塑性。比重为 11.3，熔点 327.4 ℃，沸点 1525 ℃。当加热至 400 ℃ 以上时，则有大量铅蒸气产生，在空气中氧化成一氧化铅（PbO），并随着炉温升高，可氧化成不同的氧化铅。铅是工业上广泛使用的一种有毒金属。铅矿开采、铅冶炼、铸件、浇板、焊接等工艺的铅烟、铅尘均可导致铅中毒。铅主要用于冶金、印刷、蓄电池、陶瓷、油漆、塑料、试剂、玻璃、制药、油彩等行业。

（一）铅及其化合物的中毒原理

铅对人体各个组织器官均有毒性作用，慢性铅中毒是常见职业病之一。铅及其化合物的蒸气、烟和粉尘主要通过呼吸道侵入人体，这是职业性铅中毒的主要侵入途径，也可经消化道被吸收。铅及其化合物进入人体后，主要沉着蓄积于骨骼中，也有少量蓄积于脑、肝、肾及其他脏器。铅中毒主要以损害神经系统、消化系统、造血系统和肾脏为主，严重时可出现贫血、腹绞痛、肝肾损害以及铅麻痹和中毒性脑病。近年来，铅接触对内分泌、生殖系统、铅接触女工子代的影响也已引起重视。

（二）铅及其化合物中毒临床表现

1. 慢性铅中毒

职业性铅中毒通常呈慢性，铅中毒的临床指标主要是尿铅超过 0.08 mg/L，血铅超过 50 μg/L。临床表现为以下 3 个方面。

（1）神经系统：主要表现为神经衰弱，多发性神经病和脑病。

神经衰弱，是铅中毒早期和较常见的症状之一，表现为头昏，头痛，全身无力，记忆力减退，睡眠障碍，多梦等，其中以头昏，全身无力最为明显，但一般都较轻，属功能性症状。

多发性神经病，可分为感觉型、运动型和混合型。感觉型的表现为肢端麻木和四肢末端呈手套袜子型感觉障碍。运动型的表现为肌无力，先是握力减退出现较早，也较常见，进一步发展为肌无力，多为伸肌无力；肌肉麻痹，也称铅麻痹，多见于桡神经支配的手指和手腕伸肌呈腕下垂，也称垂腕症；腓骨肌、伸趾总肌、伸庶趾肌节呈足下垂，也称垂足症。

脑病为最严重的铅中毒，它表现为头痛、恶心、呕吐、高热、烦躁、抽搐、嗜睡、精神障碍、昏迷等症状，类似癫痫发作、脑膜炎、脑水肿、精神病或局部脑损害等综合症。

（2）消化系统：轻者表现为一般消化道症状，重者出现腹绞痛。

消化道症状：包括口内金属味，食欲不振，上腹部胀闷，不适，腹隐痛和便秘，大便干结呈算盘珠状，铅绞痛发作前常有顽固性便秘作为先兆，腹绞痛为突然发作，多在脐周，呈持续性痛阵发性加重，每次发作自数分钟至几个时，因疼痛剧烈难忍，常弯腰屈膝，辗转不安，手按腹部以减轻疼痛。同时，面色苍白，全身出冷汗，时有呕吐。血液系统检查时，腹部平坦柔软，可有轻度压痛，无固定压痛点，肠鸣音减少，常伴有暂时性血压升高和眼底动脉痉挛。

（3）血液系统：主要是铅干扰血红蛋白合成过程而引起其代谢产物变化，最后导致贫血，多为低色素正常红细胞型贫血。

2. 急性铅中毒

多由于误服醋酸铅、碳酸铅、铬酸铅、四乙基铅及呼吸其粉尘或烟尘、蒸气以及皮肤吸收或口服其溶剂而中毒。急性铅中毒的临床表现有以下4个方面。

（1）神经系统表现为头痛、眩晕、烦躁不安、失眠、嗜睡、易激动，重者可有谵妄、抽搐、惊厥、昏迷，甚至脑水肿和周围神经炎的表现也可出现。

（2）消化系统表现如恶心、呕吐、食欲不振、口有金属味、流涎、腹胀、便秘、便血、腹绞痛，还可有肝肿大、黄疸和肝功能减退等。

（3）血液系统表现出面色苍白、心悸、气短等贫血症状。

（4）泌尿系统症状有腰痛、水肿、蛋白尿、血尿、管型尿，严重者还可出现肾衰竭。

（三）铅及其无机化合物职业接触限值

国家职业卫生标准《工作场所有害因素职业接触限值 第 1 部分：化学有害因素》（GBZ 2.1—2007）规定，工作场所铅及其无机化合物的职业接触限值标准为：

铅尘的时间加权平均容许浓度为 0.05 mg/m³；

铅烟的时间加权平均容许浓度为 0.03 mg/m³。

（四）铅及其化合物中毒急救措施

（1）口服中毒者，可立即给予大量浓茶或温水，刺激咽部以诱导催吐，然后给予牛奶、蛋清、豆浆以保护胃黏膜。

（2）对症急救。对腹痛者可用热敷或口服阿托品 0.5～1.0 mg；对昏迷者应及时清除口腔内异物，保持呼吸道的通畅，防止异物误入气管或呼吸道引起窒息。

（3）经上述现场急救后，应立即送医院抢救，以免耽误时间，危及患者生命。

八、锰及其化合物

锰是一种脆而硬的银灰色金属。其化合物超过 60 余种，常见化合物有二氧化锰，四氧化三锰、氯化锰、硫酸锰、铬酸锰等，其中以二氧化锰（MnO_2）最稳定。锰及其化合物主要存在于锰矿的开采、锰铁冶炼、锰合金、锰焊条制用、玻璃、陶瓷、染料、油漆、干电池生产、火柴、塑料、合成橡胶、化肥和医药等工业。长期密切接触锰化合物而又缺乏防护，可引起慢性锰中毒。

（一）锰及其化合物的中毒原理

锰主要以烟尘形式经呼吸道吸收，以离子（Mn^{3+}）状态贮存于肝、胰、肾、脑、心和肾上腺等器官细胞中。锰为细胞原浆毒物，当细胞内锰浓度超过一定限度时，损伤细胞，导致细胞代谢障碍，阻止能量代谢，引起中毒。锰对神经系统有强烈毒性，可使神经细胞突触传递过程受破坏，造成神经系统病变。锰对肺、肝、肾有较强毒害，对皮肤黏膜也有腐蚀性。

（二）锰及其化合物中毒临床表现

1. 慢性锰中毒

这是锰中毒的主要表现类型，系长期吸入高浓度的锰烟或锰尘所致。一般发病工龄 5 ~ 10 年。临床表现有轻度中毒、中度中毒、重度中毒三种。

（1）轻度中毒：嗜睡或失眠、头昏、头痛、乏力、记忆力减退、情绪低落、注意力涣散、对周围事物缺乏兴趣，精神萎靡，或有欣快、话多、易激动、好哭等情绪改变。常伴有多汗、性功能减退等症状，此外也可有四肢麻木、疼痛、夜间腓肠肌痉挛等症状。

（2）中度中毒：上述症状进一步加重，出现轻度或中度锥体外系神经障碍。步行缓慢、易被绊倒，面部表情不活跃，口吃、语言单调、语音低沉，四肢肌张力增高，举止迟缓、动作笨拙，完成精细动作困难，向后退步困难、蹲下易跌倒，单足站立不稳等。

（3）重度中毒：在中度中毒的基础上出现明显的锥体外系损害，表现为全身肌张力明显增高，四肢肌张力呈"铅管样"或"齿轮样"增高，四肢粗大震颤，震颤可累及下颌、颈部和头部。精神症状多表现为感情淡漠、反应迟钝、不自主哭笑、易激动、记忆力显著减退、智能下降、强迫观念、冲动行为等。部分患者有锥体束征。

2. 急性锰中毒

（1）金属烟尘热：吸入大量新生氧化锰烟尘后数小时出现头昏、头痛、恶心、咽痛、咳嗽、寒战、高热等症状，持续数小时，大汗后热退。如不合并肺部感染，症状一般在 24 ~ 48 h 内消退。

（2）锰毒性肺炎：短期内吸入大量锰化物粉尘后表现为呼吸困难，X线检查双肺显示散在点片状阴影。病程较一般细菌感染性肺炎长，抗生素疗效差，但用络合剂依地酸钙钠治疗效果好。

（3）误服高锰酸钾中毒：误服1%高锰酸钾溶液后，口腔黏膜染成褐色，有口腔内烧灼感、恶心、呕吐、上腹痛、吞咽障碍感；误服4% ~ 5%溶液或用水冲服高锰酸钾结晶者则发生强烈的腐蚀作用，引起唇、舌、口腔及咽喉黏膜水肿、糜烂，剧烈腹痛，呕吐，血便，休克，可因喉头水肿而发生窒息。严重者可因循环衰竭致死。

（三）锰及其无机化合物职业接触限值

国家职业卫生标准《工作场所有害因素职业接触限值 第1部分：化学有害因素》（GBZ 2.1—2007）规定，工作场所锰及其无机化合物的职业接触限值标准：

时间加权平均容许浓度为 0.15 mg/m^3。

（四）锰及其化合物中毒救治措施

1. 急性中毒

（1）误服高锰酸钾者，应立即用温水及0.5%活性炭交替充分洗胃，并用硫酸镁或硫酸钠导泻，尔后注入或口服蛋清、生乳、氢氧化铝凝胶等黏膜保护剂。胃出血严重者可用云南白药、输血及升压药物；有喉头水肿者可用糖皮质激素，必要时行气管切开术，以保持气管通畅。

（2）金属烟尘热患者，则主要采用对症处理，如阿司匹林或清热解表中药、大量饮水、注意休息、补充维生素类、预防感染等。

2. 慢性中毒

（1）慢性中毒一经确诊，即应调离锰作业，停止接触锰作业；中毒病人治愈后也不应继续从事锰作业。

（2）络合剂治疗：应用金属络合剂 $CaNa_2$ – EDTA 或 Na – DMS 进行

驱锰，可使尿锰升高，对重症患者疗效较差。我国曾报道 2 例慢性锰中毒应用对氨基水杨酸钠（Na－PAS）6 g/d 稀释后静点，发现有明显的驱锰作用，临床表现有所改善。此疗法尚待进一步临床观察。

（3）对症治疗：出现帕金森综合征时可用苯海索（安坦）、金刚烷胺。如疗效不满意，可试用复方左旋多巴，如美多巴，但因其胃肠道不良反应大而难于长期坚持。

第三节　物理有害因素及其可致的职业病

本节主要介绍陶瓷生产企业存在的物理有害因素及其可致的职业病，重点介绍了噪声、高温和振动等危害因素的来源、危害分类、危害后果、接触限值、测定方法以及控制措施。

陶瓷生产企业工作场所存在的物理性有害因素主要包括噪声、高温、振动、辐射等。噪声主要存在于原料投放、破碎粉碎、球磨、浆化、喷雾干燥、压型、釉烧、磨边、抛光等各个环节中。高温主要存在于喷雾干燥施釉、釉烧等环节中。振动主要存在于切边、刮平抛光、磨边环节中。辐射主要存在于原料、釉料制备环节中。

一、噪声危害

从职业卫生角度来讲，噪声是指一切有损听力、有害健康的声音。生产性噪声是指在生产过程中产生的噪声，一般具有强度高、持续暴露时间长等特点。

（一）噪声的来源

生产性噪声来自于运转设备的工件撞击与摩擦、气体压力的变化以及运行中的电磁设备。

（二）噪声的分类

按照声源特点分三类。

（1）机械性噪声。机械的撞击、摩擦、转动所产生的噪声。如球磨机、破碎机等产生的噪声。

（2）空气动力性噪声。气体压力或体积的突然变化或流体流动所产生的声音。如各种风机、空气压缩机、锅炉排汽放水等产生的噪声。

（3）电磁性噪声。磁场脉动、磁致伸缩、电磁涡流等产生振动辐射出的噪声。如大型电动机、发电机和变压器等产生的噪声。

按照时间特性分三类。

（1）稳态噪声。在观察时间内，采用声级计"慢挡"动态特性测量时，声级波动<3 dB(A)的噪声。

（2）非稳态噪声。在观察时间内，采用声级计"慢挡"动态特性测量时，声级波动≥3 dB(A)的噪声。

（3）脉冲噪声。噪声突然爆发又很快消失，持续时间≤0.5 s，间隔时间>1 s，声压有效值变化≥40 dB(A)的噪声。

噪声测定，通常使用计权声级计来测量声压等级。声压等级单位为分贝，用 dB 表示。计权声级计分为 A、B、C、D 等不同类型，在表示声压等级时分别用 dB（A）、dB（B）、dB（C）、dB（D）表示。A 声级是国际标准化组织（ISO）推荐的，用作噪声卫生学的指标。

（三）噪声危害的后果

根据噪声作用于人体系统的不同，可分为听觉系统损害和非听觉系统损害。噪声的危害程度取决于噪声的频率、强度及暴露时间等因素。

1. 听觉系统损害

（1）暂时性听阈位移，是指接触噪声后引起听阈变化，脱离噪声环境后经过一段时间听力可以恢复到原来水平。根据变化程度不同可分为听觉适应和听觉疲劳。听觉适应是指短时间暴露在强噪声环境中，感觉声音刺耳、不适，停止接触后，听觉器官敏感性下降，脱离接触后对外界的声音有"小"或"远"的感觉，听力检查听阈可提高 10~15 dB(A)，离开噪声环境 1 min 之内可以恢复。听觉疲劳是指较长时间停留在强烈噪声环境中，引起听力明显下降，离开噪声环境后，听阈提高超过 15~30 dB(A)，需数小时甚至数十小时听力才能恢复。

（2）永久性听阈位移，是指噪声引起的不能恢复到正常水平的听阈升高。永久性听阈位移属于不可恢复的改变，具有内耳病理性特征。

（3）职业性噪声聋，是由于长期接触噪声而发生的一种渐进性的感音性听觉损伤，是国家法定职业病。职业性噪声聋是陶瓷生产企业常见的职业病，发病率与接触噪声的工龄有直接相关关系，见表 1-2。实践证明，缩短接触时间可减轻噪声危害，连续接触噪声比间断接触对人体影响更大。

表 1-2　接触不同声级、不同工龄工人职业性噪声聋检出率　　%

声级/dB(A)	0~10 年	0~20 年	0~30 年
80	0~1.37	0~2.61	0.18~5.34
85	0~1.39	0.14~3.84	0.14~5.35
90	0~1.20	0.23~3.01	0.55~6.39
95	0.25~3.95	0.95~5.11	3.81~18.93
100	1.08~5.62	5.36~16.18	12.83~30.43

《职业性噪声聋诊断标准》(GBZ 49)将职业性噪声聋分为三种：听力下降 26~40 dB(A)为轻度噪声聋、41~55 dB(A)为中度噪声聋、≥56 dB(A)为重度噪声聋。

2. 非听觉系统损害

噪声不仅损害听觉系统，而且对神经系统、心血管系统、内分泌系统、消化系统以及视力、智力都有不同程度的影响。

（四）噪声的职业接触限值

噪声职业接触限值是指几乎所有作业人员反复接触不引起听力或正常语言理解力有害效应的噪声声压级和接触持续时间。生产过程中完全消除噪声是不可能的，为了给现场噪声治理提供充分的依据，国家职业卫生标准对噪声职业接触限值进行了规定。按照接触时间减半噪声接触限值增加3 dB(A)的原则，工作场所噪声等效声级接触限值见表1-3。

表1-3　工作场所噪声等效声级接触限值

日接触时间/h	接触限值/dB(A)
8	85
4	88
2	91
1	94
0.5	97

每周工作5 d，每天工作8 h，稳态噪声限值为85 dB(A)，非稳态噪声等效声级的限值为85 dB(A)；每周工作不是5 d，需计算40 h等效声级，限值为85 dB(A)。

8 h等效声级（L_{EX}，8 h）又称按额定8 h工作日规格化的等效连续A计权声压级，指将一天实际工作时间内接触的噪声强度等效为工作8 h的等效声级。

40 h等效声级（L_{EX}，W）又称按额定每周工作40 h规格化的等效连续A计权声压级，指非每周5 d工作制的特殊工作场所接触的噪声声级等效为每周工作40 h的等效声级。工作场所噪声职业接触限值见表1-4。

表1-4 工作场所噪声职业接触限值

接触时间	接触限值/dB(A)	备 注
5 d/w, =8 h/d	85	非稳态噪声计算8 h等效声级
5 d/w, ≠8 h/d	85	计算8 h等效声级
≠5 d/w	85	计算40 h等效声级

存在脉冲噪声的工作场所,脉冲次数和噪声声压级峰值不应超过表1-5的规定。脉冲次数和噪声声压级峰值见表1-5。

表1-5 脉冲次数和噪声声压级峰值

工作日接触脉冲次数 n/次	声压级峰值/dB(A)
$n \leqslant 100$	140
$100 < n \leqslant 1000$	130
$1000 < n \leqslant 10000$	120

(五)噪声测量

为了对噪声进行正确评价和有效控制,必须对工作场所噪声进行测量和分析。噪声测量执行《工作场所物理因素测量 第8部分:噪声》(GBZ/T 189.8),该标准规定了工作场所生产性噪声的测量仪器和方法。

(六)噪声危害控制措施

噪声控制就是采用工程技术措施控制噪声源的输出、传播和接收。因此,噪声控制的一般方法包括声源降噪、传播途径控制以及接受者的个体防护。声源降噪即设法减少声源的辐射声功率,可以通过采用低噪声材料、低噪声设备和低噪声工艺等方式来实现。传播途径控制是指在从声音通过的空气或固体传播介质着手降低噪声强度的控制方式,主要包括厂区合理布局、利用屏障阻止噪声传播和绿色降噪3种方法;如果上述方法无法有效控制噪声,则需要在噪声传播途径上直接采取吸声、隔声、减振和消声等常用的技术措施进行降噪。在声源和传播途径上无法采取措施或采取的措施不能达到预期效果时，必须使用个体防护用品进行防护，常用的有耳塞、耳罩等，主要是利用护具的隔声性能阻挡噪声传入人耳。

在降噪问题上，对待不同时间、不同地点、不同性质与不同持续时间的噪声，应具体问题具体分析。在一个车间，如果噪声源是一台或少数几台设备，但作业人员较多，一般可采用隔声罩，降噪效果为 $10 \sim 30$ dB(A)；如果车间里作业人员少，经济有效的方法是佩戴护听器，降噪效果为 $20 \sim 40$ dB(A)，或者设置隔声间；如果车间内噪声源多而分散，一般可采取吸声降噪措施，降噪效果为 $3 \sim 15$ dB(A)。

二、高温危害

高温作业是指在生产劳动过程中，工作地点平均 WBGT 指数 $\geqslant 25$ ℃的作业。WBGT 指数又称湿球黑球温度，是综合评价人体接触作业环境热负荷的一个基本参数，单位为℃。

（一）高温的来源

高温主要存在于喷雾干燥施釉、釉烧等环节中。

（二）高温作业分类

按其气象条件的特点，高温作业可分为高温强热辐射作业、高温高湿作业和夏季露天作业 3 种类型。

（1）高温强热辐射作业。这类的特点是气温高、热辐射强度大，而相对湿度较低，形成干热环境。作业人员在此环境中劳动时会大量出汗，如通风不良，则汗液难于蒸发，就有可能发生蓄热和过热。

（2）高温高湿作业。其特点是高气温、气湿，而热辐射强度不大。

（3）夏季露天作业。这类作业的高温和热辐射主要来源是太阳辐射，同时还受地表和周围物体二次辐射源的附加热作用。露天作业中的热辐射强度虽较低，但其持续时间较长，如果劳动强度过大，人体极易因过度蓄热而中暑。

（三）高温危害的后果

喷雾干燥施釉、釉烧等环节中工作场所环境温度较高，尤其是在夏季高温时段，热辐射强度大、相对湿度低，容易形成干热环境。人体在此环境中作业会大量出汗，如果通风不良，有可能出现散热障碍。

1. 对人体热平衡的影响

在高温热辐射环境中，人体的产热和受热量持续人于散热量，就容易导致机体热平衡失调、水盐代谢紊乱，严重者可引起中暑。职业性中暑是国家法定职业病。

1）中暑的临床表现

①中暑先兆：是指在高温场所劳动一定时间后，出现头昏、口渴、多汗、心悸、注意力不集中、动作不协调等症状。体温正常或略有升高，一般不超过37.5℃。作业人员在脱离高温环境后，短时间内即可恢复正常；②轻症中暑：除中暑先兆的症状加重外，出现面色潮红、大量出汗、脉搏快速等表现，体温升高至38.5℃以上。作业人员不能继续工作，多数在休息4～5h后能恢复；③重症中暑：出现昏迷、痉挛、皮肤干燥无汗，体温升高至40℃以上。重症中暑可分为热射病、热痉挛和热衰竭三型，也可出现混合型。

热射病也称中暑性高热，其特点是在高温环境中突然发病，体温高达40℃以上，早期大量出汗，继之"无汗"，可伴有皮肤干热及不同程度的意识障碍等。

热痉挛主要表现为明显的肌痉挛，伴有收缩痛，多发于四肢肌肉及腹肌等，尤以腓肠肌为著；常呈对称性，时而发作，时而缓解。患者意识清，体温一般正常。

热衰竭起病迅速,主要临床表现为头昏、头痛、多汗、口渴、恶心、呕吐,继而皮肤湿冷、血压下降、心律紊乱、轻度脱水,体温稍高或正常。

2)中暑急救

①中暑先兆急救:让患者脱离高温环境至阴凉通风处,饮用清凉饮料,并密切观察;②轻症中暑急救:除迅速脱离高温环境至阴凉通风处以外,还可以在患者额部、太阳穴等处涂抹清凉药物或口服十滴水、藿香正气水等饮剂,如出现血压降低、虚脱等症状,应立即送附近医院就诊;③重症中暑急救:立即送往附近医院就诊,转送途中可对患者予以物理降温,以蒸发散热。

2. 对人体水盐代谢影响

高温作业会导致人体大量水盐丧失,引起机体水盐代谢紊乱和渗透压失调。当水分丧失达到人体体重的 5% ~ 8% 时,如果未能及时补充,就会出现无力、口渴、尿少、脉搏加快、体温升高等水盐失衡的症状。

(四)高温接触限值

高温对作业人员的危害主要取决于劳动强度和接触时间率。作业人员在一个工作日内实际接触高温作业的累计时间与 8 h 的比率称为接触时间率。接触时间率 100%,体力劳动强度为 Ⅳ 级,WBGT 指数限值为 25 ℃;劳动强度分级每下降一级,WBGT 指数限值增加 1 ~ 2 ℃;接触时间率每减少 25%,WBGT 限值指数增加 1 ~ 2 ℃。工作场所不同体力劳动强度WBGT 限值见表 1 - 6。

表1-6 不同体力劳动强度 WBGT 限值

接触时间率	体力劳动强度			
	Ⅰ	Ⅱ	Ⅲ	Ⅳ
100%	30 ℃	28 ℃	26 ℃	25 ℃

表1-6（续）

接触时间率	体力劳动强度			
	Ⅰ	Ⅱ	Ⅲ	Ⅳ
75%	31 ℃	29 ℃	28 ℃	26 ℃
50%	32 ℃	30 ℃	29 ℃	28 ℃
25%	33 ℃	32 ℃	31 ℃	30 ℃

为便于对高温作业的工作场所进行管理，合理安排作业时间，提高工作效率，不同工作地点温度、不同劳动强度条件下高温作业允许持续接触热时间数值见表1-7。

表1-7　高温作业允许持续接触热时间数值

工作地点温度/℃	轻劳动/min	中等劳动/min	重劳动/min
30～32	80	70	60
>32	70	60	50
>34	60	50	40
>36	50	40	30
>38	40	30	20
>40	30	20	15
>40～44	20	10	10

注：轻劳动为Ⅰ级，中等劳动为Ⅱ级，重劳动为Ⅲ级和Ⅳ级。

表1-6、1-7中常见职业体力劳动强度分级，见表1-8。

表1-8　常见职业体力劳动强度分级表

体力劳动强度分级	职　业　描　述
Ⅰ（轻）	坐姿：手工作业或腿的轻度活动（正常情况下，如打字、缝纫、脚踏开关等）；立姿：操作仪器，控制、查看设备，上臂用力为主的装配工作

表 1 - 8 (续)

体力劳动强度分级	职 业 描 述
Ⅱ (中)	手和臂持续动作 (如锯木头等); 臂和腿的工作 (如卡车、拖拉机或建筑设备等非运输操作等); 臂和躯干的工作 (如锻造、风动工具操作、粉刷、间断搬运中等重物、除草、锄田、摘水果和蔬菜等)
Ⅲ (重)	臂和躯干负荷工作 (如搬重物、铲、锤锻、锯刨或凿硬木、割草、挖掘等)
Ⅳ (极重)	大强度的挖掘、搬运, 快到极限节律的极强活动

（五）高温测量

高温测量执行《工作场所物理因素测量　第 7 部分: 高温》(GBZ/T 189.7), 该标准规定了工作场所高温作业的 WBGT 指数的测量方法。

（六）高温危害控制措施

高温危害的控制应从热源、散热途径和个体防护三个方面进行。合理设计工艺和厂房布局, 减少热源和降低热量释放。采用产热低的工艺技术, 热源尽量布置在室外, 避免热源叠加形成高温环境。采取隔热材料将热源与人员进行隔离, 减少散热和热辐射; 实现自动化操作或远离热源的远程操作。加强环境自然通风, 当自然通风不能将热量全部排出时, 应采取局部或全面机械通风来降低作业环境温度。高温作业人员应配备导热系数小、透气性好的浅色工作服, 并根据防护需要, 穿戴手套、眼镜和面罩等防护用品。另外, 还可以配合卫生保健、避开高温时段和缩短作业时间等措施。

三、振动危害

振动是一个质点或物体在外力作用下沿直线或弧线围绕平衡位置来回重复的运动。生产过程中产生的一切振动统称为生产性振动。振动和噪声有着十分密切的联系, 当振动频率在 20 ~ 2000 Hz 的声频范围内时, 振动源也就是噪声源。

（一）振动来源

振动主要来自于工作场所中运转的生产设备和人工操持振动工具。

（二）振动分类

按振动作用于人体部位的不同，是振动分为手传振动和全身振动。手传振动又称手臂振动或局部振动，是指生产中使用振动工具或接触受振动工件时，直接作用或传递到人手臂的机械振动或冲击。如使用刮平、抛光、磨边机械可产生剧烈的手臂振动。全身振动是人体足部或臀部接触并通过下肢或躯干传导到全身的振动。

（三）振动危害后果

长期从事手传振动作业，可引起以手部末梢循环和（或）手臂神经功能障碍为主的疾病，并能引起手臂骨关节—肌肉的损伤，其典型表现为振动性白指，常见部位是食指、中指和无名指的远端指节，如图 1-6 所示。国家已将手臂振动病列为法定职业病。

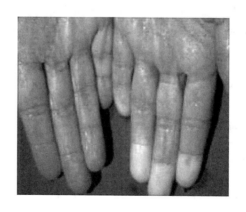

图 1-6　振动性白指

全身振动可导致以下肢疲劳、足背脉搏动减弱、腿部肌肉肿胀等为主要表现的周围神经和血管功能改变，还可以造成腰椎损伤等运动系统损害。

（四）手传振动接触限值

《工作场所有害因素职业接触限值　第 2 部分：物理因素》（GBZ 2.2—2007）中规定了手传振动的接触限值。手传振动 4 h 等能量频率计权振动加速度限值见表 1 – 9。

表 1 – 9　手传振动职业接触限值

接触时间	等能量频率计权振动加速度/(m·s^{-2})
4 h	5

日接振时间是指工作日中使用手持振动工具或接触受振工件的累积接振时间，单位为 h。频率计权振动加速度是按不同频率振动的人体生理效应规律计权后的振动加速度，单位为 m/s^2。4 h 等能量频率计权振动加速度是在日接振时间不足或超过 4 h 时，将其换算为相当于接振 4 h 的频率计权振动加速度值。

（五）手传振动控制措施

作业过程中不可能完全消除和避免振动，可以通过实行轮换作业制以及使用个体防护用品等措施减轻对人体的危害。

四、紫外辐射危害

紫外辐射又称紫外线，是波长范围 100 ~ 400 nm 的电磁波，为不可见光。自然界的主要紫外线光源是太阳。生产环境中，温度达到 1200 ℃以上的辐射光谱中即可出现紫外线，随着温度升高，紫外线的波长变短，强度增大。电焊温度达到 3200 ℃时，紫外线波长可短于 230 nm。

紫外线主要对人体的皮肤和眼睛产生影响。皮肤损害主要是引起红疹、红斑和水疱，严重的可致表皮坏死和剥脱。国家已将电光性皮炎列入法定职业病。眼睛损害主要表现最初为异物感，继之眼部剧痛，怕光、流泪、结膜充血、睫状肌抽搐等症状。其中波长 250～320 nm 的紫外线最容易被角膜和结膜上皮吸收，导致急性角膜炎、结膜炎，称为电光性眼炎。电光性眼炎在设备维修作业人员中并不少见，常因眼部防护不当引起。国家已将电光性眼炎列入法定职业病。

8 h 工作场所紫外辐射职业接触限值见表 1-10。

表 1-10　工作场所紫外辐射职业接触限值

紫外光谱分类	8 h 职业接触限值	
	辐照度/($\mu W \cdot cm^{-2}$)	照射量/($mJ \cdot cm^{-2}$)
中波紫外线（280 nm≤λ＜315 nm）	0.26	3.7
短波紫外线（100 nm≤λ＜280 nm）	0.13	1.8
电焊弧光	0.24	3.5

为防止电焊弧光对眼睛和皮肤造成的损害，电焊工在作业时必须佩戴专用防护面罩、防护眼镜和防护手套。

五、电离辐射危害

电离辐射是能使受作用物质发生电离现象的辐射，即波长＜100 nm 的电磁辐射。电离辐射具有一定的能量和穿透力，人体受到过量照射可以导致放射性皮肤病、放射性白内障、放射性肿瘤等各种疾病的发生。另外，电离辐射还能引起生殖细胞的基因突变和染色体畸变，导致新生一代先天畸形和各种遗传性疾病的发生。X 线荧光分析仪、物料在线分析仪以及少数企业仍在使用的核子秤等设备都可以产生电离辐射。电离辐射对人体的照射分为外照射和内照射两种。外照射指使用封闭型辐射源或射线装置进行工作，辐射源位于人体之外的辐射照射。电离辐射外照射防护的基本方法有时间防护、距离防护、屏蔽防护。时间防护即减少人体受照射的时间；距离防护即操作人员尽可能远离辐射源；屏蔽防护即在辐射源和作业人员之间设置屏蔽物，以减少照射强度。内照射是指辐射物质通过食道、呼吸道和伤口、皮肤等途径进入人体，使人体受到来自内部的辐射照射称为内照射。内照射防护的基本方法有围封隔离、除污保洁和个人防护等综合性防护措施，防止辐射物质从口腔、呼吸道、伤口和皮肤进入人体内。

第二章　陶瓷生产过程职业病危害及其防治措施

本章主要是结合陶瓷企业的生产过程，指出各生产过程中存在的职业病危害因素，并提出了针对性的防治措施。陶瓷生产企业主要包括坯料制备、成型、干燥、制釉、施釉、烧成、后处理等生产过程，由于生产过程不同，存在的职业病危害因素也不尽相同，所采取的防治措施也不同。因此本章主要针对不同的生产过程，指出其存在的职业病危害因素，并提出了具体防治措施。本章共分六节，第一节重点介绍了坯料制备过程职业病危害及其防治措施，第二节重点介绍了成型过程职业病危害及其防治措施，第三节重点介绍了干燥过程职业病危害及其防治措施，第四节重点介绍了釉料制备与施釉过程职业病危害及其防治措施，第五节重点介绍了烧成过程职业病危害及其防治措施，第六节重点介绍了后处理过程职业病危害及其防治措施。

第一节　陶瓷坯料制备过程职业病危害及其防治措施

本节主要介绍陶瓷坯料制备过程职业病危害及其防治措施，介绍了陶瓷坯料制备的工艺流程、各环节所产生的职业病危害因素及其主要控制措施。

一、陶瓷坯料制备工艺流程

制备陶瓷坯料的材料主要来源于天然矿物（图2-1），如硅质矿物（石英砂、硅质砂岩等）、硅铝质矿物（砂岩、黏土、粉煤灰等）和钙、镁质矿物（长石、滑石、白云石和石灰石等）。

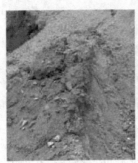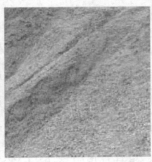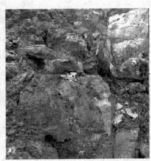

图2-1 制坯矿物（从左至右依次为长石、石英砂、黏土）

一些制坯矿物具有放射性，应当予以重视，特别是锆英石、尾矿石等。放射性水平较低的有滑石、方解石、石灰石、白云石、石英砂等；放射性水平较高的有锆英石（硅酸锆含量高）、萤石等；处在中间的有黏土、长石等。其中锆英石矿物常伴生有独居石，独居石是稀土、钍和铀等的磷酸盐，含有放射性核素（^{232}Th、^{238}U、^{40}K等）。

坯料制备主要有泥浆料制备和固体粉料制备两种工艺。

（一）泥浆料制备工艺流程

泥浆料制备主要工艺流程包括配料、球磨细碎、过筛除杂除铁等，最终形成具有一定细度和含水率的成浆，通过管道输送进行后续注浆成型，如图2-2所示。泥浆料制备具体工艺流程是：原料粗碎—配料投料—球

磨（或搅拌）—抽浆—过筛—除铁—抽浆榨泥—粗炼—陈腐—精炼—备用
成型。

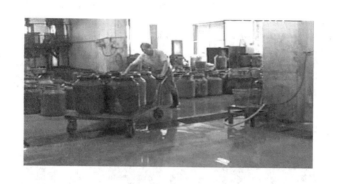

图 2-2 泥浆料

（二）固体粉料制备工艺流程

粉料制备，就是对制陶矿物进行一系列处理，通过包括研磨和造粒等工序，将物料制备成混合均匀、含水率 5%～7%、粒径不大于 1 mm 的类似球形粉料，以满足后续生坯成型和熟坯烧成的要求。目前，陶瓷行业常用的粉料制备技术有两种：即干法制粉和湿法制粉。

1. 干法制粉

干法制粉技术是采用干法研磨和增湿造粒相组合的一种工艺技术，其生产过程能耗低、污染轻。但是，干法制粉所得粉料性能较差，生产适应性较弱，无法满足高质量产品的要求，仅在少数地区用于生产配方简易的黏土质小规格陶砖。干法制粉工艺流程：原料粗碎—配料投料—干法研磨—增湿造粒—过筛陈腐。

2. 湿法制粉

湿法制粉技术是采用湿法球磨合喷雾干燥造粒相组合的一种工艺技

术，其工艺性能良好，粉料性能优异，因此，近40年来在全世界得到了极为广泛的应用。但是，喷雾干燥过程中的高能耗、重污染问题，已经逐渐成为制约该技术发展的主要因素。湿法制粉工艺流程：原料粗碎—配料投料—湿法球磨—过筛除铁—喷雾干燥造粒—过筛陈腐。

物料一般使用颚式破碎机或轮碾机等进行粗碎，配料投料多由铲车进行。铲车将物料运至地磅称重，再转运至接料漏斗，经传送皮带送至球磨机（图2－3）。

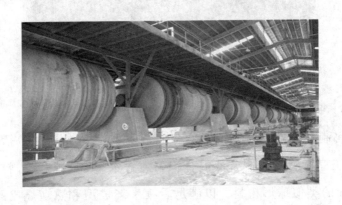

图2－3　陶瓷粉料制备使用的球磨机

湿法球磨生产的浆料从球磨机排出后，通过筛网及除铁器筛去除大颗粒杂质和多余的铁杂质，再导入浆池存储搅拌，浆料通过喷雾干燥塔干燥形成球形粉料。通常采用鼓风机向燃烧器鼓入大量空气，将燃料燃烧产生的高温热能带入喷雾干燥塔（图2－4），形成高温热风，用于浆料雾滴的干燥。在喷雾干燥塔出口处，利用振动筛或滚筒筛，对粉料进行筛分，去除尺寸过大的颗粒。筛上料回收利用于湿法球磨工段。粉料最后经过一定时间陈腐，用于后续生坯压制生产。

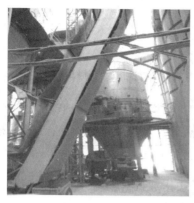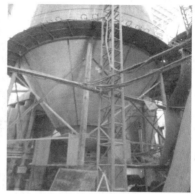

图2-4　喷雾干燥塔

二、职业病危害因素

坯料制备过程中存在的职业病危害因素见表2-1。

表2-1　坯料制备过程中存在的职业病危害因素

工序	工艺流程	职业病危害因素	备注
坯料制备	储存、转运	粉尘、噪声、放射性射线（锆英石、硅酸锆等）	
	粗碎	粉尘、噪声	
	配料投料	粉尘、噪声、振动	全身振动
	球磨	噪声	
	过筛除铁	噪声	
	喷雾干燥	粉尘（煤尘）、噪声、化学毒物、高温	燃煤供热
	过筛陈腐	粉尘、噪声	

三、职业病危害因素的控制

（一）碎料、配料、投料环节

物料破碎、配料、投料环节主要职业病危害有粉尘、噪声和放射性射线。

1. 粉尘的控制措施

配料投料过程中，由于重力和空气动力的作用，物料逸散产生粉尘，尤其是物料比较干燥、粒径较小、投料落差较大时，产生的粉尘量较大。另外，场地上积存的浮尘在刮风或车辆行驶时会带起扬尘。主要控制措施有以下 10 个方面。

（1）物料粉碎过程中尽量采用湿式作业，对物料喷水加湿（图 2 - 5a）；不能采用湿式作业的，则采用机械自动操作，或设置控制室，与粉尘作业点隔离。

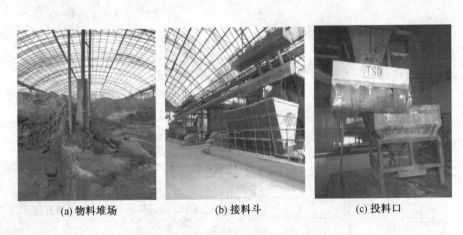

(a) 物料堆场   (b) 接料斗   (c) 投料口

图 2 - 5　物料堆场、接料斗和投料口

（2）接料漏斗或投料口尽量设置低位，降低投料时物料落差（图 2 - 5b）。

（3）在接料漏斗处或投料口装设收尘装置，或设置防护性屏障可以降低粉尘的扩散（图 2 - 5c）。

（4）车辆运输干粉料时，要包装严密或置于密闭容器内，避免粉料裸露；拆包、倒包作业应设吸尘装置，并尽量实现机械化。

（5）在设计储藏室、混料车间时，应当分区并尽量减少物料的挪动，减少粉尘扩散（图 2-6a）；同时应有防风措施（图 2-6b）。

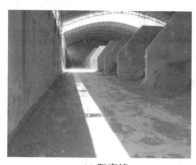 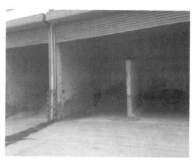

(a) 隔离墙　　　　　　　　　　　(b) 防风门

图 2-6　室内料仓隔离墙和防风门

（6）配料时，采用机械联动作业，避免人工操作和接触粉尘，如果必须人工操作机器，应建立操作室。

（7）尽量保持地面的湿润，物料堆场用防风网罩遮蔽，防止风吹扬尘。

（8）投料铲车驾驶室尽量密闭，防止粉尘进入。

（9）粉料输送与转运宜采用气力输送装置。若使用传送带，应加装局部（转运点）密闭罩或整体密闭罩，防止物料掉落产生粉尘。

（10）为现场作业人员及巡检工等配备防尘口罩，并监督其正确佩戴。

2. 噪声的控制措施

噪声主要是破碎机碎料、铲车运行的声音和投料时物料与接料漏斗碰撞声。主要控制措施有以下 7 个方面。

（1）为破碎机加装隔音罩。

（2）铲车驾驶室尽量密闭。

（3）接料漏斗尽量设置低位，降低投料时物料落差。

（4）使用非金属接料漏斗，减小物料与漏斗的碰撞声。

（5）在接料漏斗处加设隔声屏障。

（6）传送皮带定期润滑，降低摩擦声。

（7）破碎机岗位工、铲车司机、巡检工等相关人员使用个体防护用品，如耳罩、耳塞等。

3. 振动的控制措施

主要是运输司机在操作设备时产生的全身振动。主要控制措施有以下2个方面。

（1）对车辆运输的司机采取防振防护措施，如使用减振器和新型人类工程学意义上的座椅（液压悬架椅），并经常对设备进行保养。

（2）对场地进行平整，会大大降低整个身体的振动。

4. 电离辐射（放射性射线）的控制措施

坯料的放射性主要来源于制坯矿物和添加剂（硅酸锆）中的天然放射性核素。《建筑材料放射性核素限量》（GB 6566—2010）、《CNCA—12C—050 2008 瓷质砖产品》及《环境标志产品技术要求　陶瓷砖》（HJ/T 297—2006）都对陶瓷的放射性限量作了明确规定。陶瓷生产企业不仅要保证产品的放射性符合要求，同时也要注意在生产过程中，对接触放射性物质的工人进行防护。主要控制措施有以下几个方面。

（1）对坯料配方进行调整，减少放射性水平较高矿物的用量，尽量选用放射性水平较低的矿物作为制坯材料。

（2）减少硅酸锆的使用量和使用频次，尽量使用其他材料替代。如选用磷灰石、锂石粉、滑石、氧化铝等可部分或全部替代硅酸锆的使用。

（3）放射性物料必须与非放射性物料分开储存和运输。设置专门放射源库（应为钢筋混凝土结构），通风良好，并设有"电离辐射"警示标志。

（4）放射性物料在非使用期间，必须存放在放射源罐中。在转运过程中，应储存于铅封容器中，摆放牢固、稳妥。

（5）工人尽量远离放射源，为接近或接触放射性物质的工人配备放射量测定器，防止工人长时间接触导致剂量超标。

（6）工人作业时必须佩戴防护手套、防护口罩、防护服等个体防护装备；作业结束后，在专门区域或房间更换和处理，禁止带出使用过的防辐射装备。

（二）球磨、过筛除铁环节

球磨、过筛除铁过程中产生的职业病危害，主要是球磨机和电动机运转时产生的噪声。主要控制措施有以下 3 个方面。

（1）器械自动化运行，减少人员接触。

（2）噪声强度大的设备集中设置，同时设置隔离门阻挡噪声传播（图 2 - 7）。

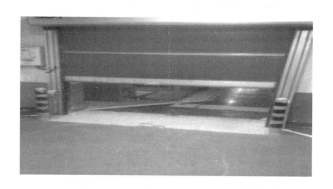

图 2 - 7　高噪区隔离门

（3）为巡检工等配备降噪耳塞等。

（三）喷雾干燥环节

喷雾干燥需要热能，国内陶瓷生产企业主要用煤或煤气燃烧提供热能。煤或煤气燃烧后会生成二氧化硫，还有氮氧化物等有害气体，同时燃煤站、锅炉房等还会有煤尘、噪声、高温等职业病危害因素。喷雾干燥环节产生的职业病危害因素，见表2-2。

表2-2 喷雾干燥过程中职业病危害因素

工艺过程	主要工艺/工种	主要职业病危害因素
燃煤供热	煤料制粉	煤尘、噪声
	上料	煤尘、二氧化硫、氮氧化物、一氧化碳

1. 粉尘的控制措施

喷雾干燥过程粉尘主要是煤的转运和投料过程中产生的煤尘。控制措施有以下几个方面。

（1）采用机械加煤方式，避免人员接触。

（2）将煤磨成粉状，采用自动化喷粉加煤技术。

（3）清理煤灰时，采用湿法作业降尘。

（4）煤和煤渣应放置在规定的地点并采取必要的抑尘措施，如加盖防尘网、设置专门仓库等。

（5）为司炉工、巡检工等相关人员配备个体防护用品，如防尘口罩等。

（6）以煤气或电力、天然气等清洁能源，替代煤炭作为燃料提供热能。

2. 噪声的控制措施

喷雾干燥过程的噪声主要是煤的投料、制粉过程中产生的，控制措施有以下2个方面。

（1）器械自动化运行，减少人员接触。

（2）为巡检工等配备降噪耳塞等。

3. 高温的控制措施

高温主要存在于供热锅炉房投料作业。控制措施有以下2个方面。

（1）操作者尽量远离投料口。

（2）操作者须戴手套、头罩和脚盖等防护用品。

除此之外，还应当适当地使用屏蔽或带深色墨镜，防护眼睛的辐射风险。

4. 化学毒物的控制措施

化学毒物主要是燃料燃烧后产生的二氧化硫、氮氧化物、一氧化碳、二氧化碳等气体。主要控制措施有以下4个方面。

（1）设置煤气站，以煤气作为燃料提供热能；或采用低硫份燃料、电力、天然气等清洁能源提供热能。

（2）喷雾干燥塔燃烧室及各相关管道务必密闭，以免气体泄漏。

（3）加装气体泄漏报警装置。

（4）为巡检工等相关人员配备个体防护用品，如防毒口罩等。

（四）过筛陈腐环节

过筛陈腐过程中产生的职业病危害，主要是粉尘和噪声。

1. 粉尘的控制措施

过筛陈腐过程中，粉尘主要是振动筛或滚筒筛对粉料进行筛分时产生的，部分陶瓷企业涉及粉料包装、转运、存储等，也会有粉尘的产生。主要控制措施有以下10个方面。

（1）尽量使用机械自动化，设置控制室，避免人员接触。

（2）粉尘出料口加装密闭罩，防止粉尘掉落或逸散。

（3）粉料包装尽量采用包装机自动化进行（图2-8）。

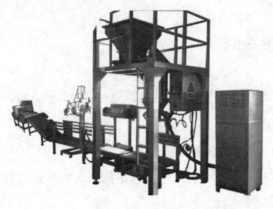
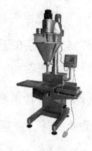

(a) 自动包装机　　　　　　　(b) 半自动包装机

图 2-8　自动包装机与半自动包装机

（4）包装袋应具有较好的密封性和较高的强度，避免破损漏粉。

（5）包装岗位应设置收尘装置，如负压式吸尘罩。

（6）包装袋或包装台的清理，宜采用移动式吸尘罩，避免使用气枪吹尘。

（7）粉料转运时应包装后转运；或使用密闭性好的输送装置，防止粉尘逸散泄漏。

（8）粉料输送优先采用管道负压输送方式。

（9）粉料应存储于专用的库房或料仓内；库房结构应避免粉尘扩散和便于运输；料仓结构应保证粉料正常流动，避免流料中断或窜流。

（10）为相关人员配备个体防护用品，如防尘口罩等。

2. 噪声的控制措施

过筛陈腐过程中，噪声主要是振动筛或滚筒筛对粉料进行筛分以及包装机包装时产生的，主要控制措施有以下 3 个方面。

（1）器械自动化运行，减少人员接触。

（2）振动筛或滚筒筛、包装机加装隔声罩等。

（3）为相关工人配备降噪耳塞等。

第二节 成型过程职业病危害及其
防 治 措 施

本节主要介绍了成型过程职业病危害及防治措施，介绍了成型过程的工艺流程、各环节所产生的职业病危害因素及其主要控制措施。

陶瓷生产中的"成型"也即"生坯成型"，指将原料塑造成具有一定几何形状的生坯，用于后续烧制成陶瓷产品。

一、成型工艺流程

陶瓷成型技术主要分为三大类：即注浆成型、可塑成型和干压成型。

（1）注浆成型是指将具有流动性的制坯浆料注入模具腔内，经静置，浆料部分水分被模具吸收，使浆料硬化成型为生坯。注浆成型主要用于卫生陶瓷、日用陶瓷及其他形状不规则的陶瓷产品的成型生产。注浆成型工艺流程：泥料化浆—注浆—带模干燥—起坯—坯体干燥—施釉（汤釉、沾釉等）—扫灰检验—装匣—烧成—后处理—包装。

（2）可塑成型是指在外力作用下，将生坯原料通过挤压、旋压、滚压、塑压等方法成型为生坯。广泛应用于日用陶瓷以及部分小规格建筑陶瓷生产。可塑成型工艺流程：泥料—切泥片—压坯—带模干燥—脱模—坯体干燥—磨坯—捺水施釉（或沾釉）—扫灰检验—装匣—烧成—后处理—包装。

（3）干压成型是将制备成的颗粒状粉料输送至压砖机，填充入模具中，施加压力，使之压制成为具有一定形状和强度的生坯。目前，绝大多数建筑陶瓷（如墙地砖）采用干压成型方式进行生产（图2-9）。干压成型工艺流程：原料—配料—碎料—造粒—压制成型—施釉—烧成—后处

57

理—包装。

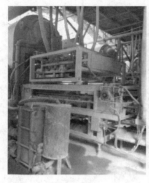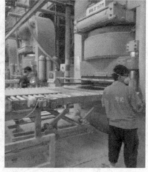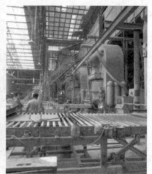

图 2-9　陶瓷干压成型

二、职业病危害因素

注浆成型、可塑成型、印坯与修坯，产生的职业病危害因素主要为滑石粉尘和设备运行时产生的噪声。

干压成型时，模具快速移动会有碰撞声和气流声，同时粉料在气流作用下容易逸散而产生粉尘，产生的职业病危害因素主要为陶土粉尘和噪声。

三、职业病危害因素的控制

1. 粉尘的控制措施

（1）使用机械自动化作业，为操作人员设置独立封闭的操作台或操作室，避免人员接触。

（2）可塑成型应控制放入模型的泥料量，尽量减少压坯后余泥，多余泥料收集在专门容器中，回收利用。

（3）注浆成型应避免泥浆外溢，多余泥浆盛在专门容器中，回收利用。

（4）干压或半干压成型应将粉料控制在工作仓内，可在压坯产尘点加装防护罩或与压机一体式负压吸尘罩收尘，防止粉尘向外逸散。

（5）干压或半干压成型应采用封闭方式，压制时产生的气流会含有一定量的粉料，应将含尘气流通过管道引入除尘系统，将粉料回收。

（6）压机及附近区域应保持清洁，防止设备及地面残存泥料或粉料。

（7）修坯（黏接附件、钻孔）或装饰（雕刻）应采用湿式或半干式作业，如必须采用干式作业时，应在作业点设置下吸或侧吸式排风罩，或在专门的带排风的装置内进行。

（8）为相关工作人员配备防尘口罩等。

2. 噪声的控制措施

（1）使器械自动化运行，减少人员接触。

（2）压机加装隔声罩。

（3）为操作人员设置独立封闭的操作台或操作室。

（4）为操作人员及巡检人员配备降噪耳塞等。

第三节　干燥过程职业病危害及其防治措施

本节主要介绍了生坯干燥过程职业病危害及其防治措施，介绍了生坯干燥过程的工艺流程、各环节所产生的职业病危害因素及其主要控制措施。

压制成型后的生坯含有一定的水分，为了提高生坯的强度，满足输送和后续操作（如施釉）的要求，需要将生坯输送到干燥线进行干燥，干燥线分为前温区 150 ℃区、中温区 180 ℃和后温区 200 ℃，均匀上升温度，移出干燥线时保持 5% 的水分含量。

一、生坯干燥工艺流程

生坯采用的干燥方式主要分为对流干燥、辐射干燥和微波干燥三种：

（1）对流干燥是使用高温空气流过生坯表面，促使生坯水分蒸发。在陶瓷生产中使用最为广泛、最为悠久的对流干燥设备主要有四种：烘房式干燥器、隧道式干燥器、立式干燥器和辊道式干燥器。辊道式干燥器非常适用于建筑陶瓷生坯的大规模快速自动化生产，尤其在瓷砖生产中应用最为广泛（图2-10）。

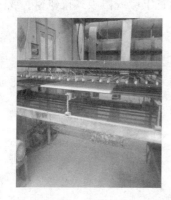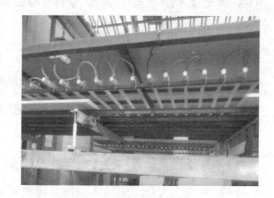

图2-10 辊道式干燥器利用热辐射干燥墙地砖生坯

（2）辐射干燥主要是采用电能使辐射器产生热或辐射线（主要为近红外线、远红外线）照射生坯，生坯表面吸收辐射线而发热，促使水分蒸发。

（3）微波干燥是指将坯体置于微波场中，利用微波带动坯体中水分子发生强烈振动，彼此摩擦生热，使水分蒸发。微波干燥器由于体积小、耗电量大、造价高、使用寿命短，且微波辐射对人体有害，目前在陶瓷生产中应用比较少。

二、职业病危害因素

陶瓷生坯干燥过程中，最主要的职业病危害因素是高温。如果使用微波干燥，还会产生微波辐射。生坯表面黏附的粉尘，以及部分生坯在干燥过程中破碎产生的粉尘，在气流的作用下会逸散在作业场所。生坯干燥热源主要来自于燃料（煤、水煤气、工业柴油等）的燃烧，会产生大量的二氧化硫、氮氧化物等有害气体。同时，风机等机械运行也会产生噪声。

三、职业病危害因素的控制

1. 高温的控制措施

（1）生坯干燥车间的纵轴宜与当地夏季主导风向垂直，热源布置在夏季主导风向的下风向。

（2）对厂房采用局部通风或全面通风，降低车间内的温度。

（3）设置热绝缘或热屏挡。

（4）在高温期间，为作业人员配备防暑降温物品。

（5）为作业人员建立冷气休息室，合理安排作业时间，减少接触热源时间。

2. 微波辐射的控制措施

（1）使用合格的微波辐射干燥器。

（2）定期测量作业人员微波辐射剂量，确保其在限值范围内。

（3）干燥器外围加装金属网隔离。

3. 粉尘的控制措施

（1）采用自动化作业，避免人员接触。

（2）干燥设备应保持清洁，损坏或残屑及时清理，防止残留于干燥设备内。

4. 化学毒物的控制措施

（1）设置煤气站，以煤气作为燃料提供热能；或采用低硫份燃料或电力、天然气等清洁能源提供热能。

（2）定期检查干燥设备燃烧室及各相关设备管道，确保其密闭性，防止气体泄漏。

5. 噪声的控制措施

为风机等高噪设备附近作业人员及巡检人员配备降噪耳塞等。

第四节　釉料制备与施釉过程职业病危害及其防治措施

本节主要介绍了釉料制备与施釉过程职业病危害及防治措施，介绍了釉料制备与施釉过程的工艺流程、各环节所产生的职业病危害因素及其主要控制措施。

生坯干燥后根据需要进行施釉。施釉主要流程：制备釉料—施釉—印花—釉面装饰。

一、釉料制备工艺流程

釉料制备主要工艺流程是：选料—配料—球磨/搅拌—过筛除铁—粗炼—陈腐—精炼—釉料成品。成品釉料如图 2－11 所示。

釉料是陶瓷生产中最重要的装饰材料，根据类别与用途大致可分为：①铅釉和无铅釉；②生料釉与熔块釉；③一次烧成或二次烧成用釉；④瓷砖、餐具、卫生陶瓷与电瓷用釉；⑤高温釉和低温釉；⑥高膨胀釉和低膨胀釉；⑦颜色釉与无色釉；⑧透明釉与乳浊釉；⑨光泽釉、无光釉、半无光釉或花纹釉；⑩结晶釉等。

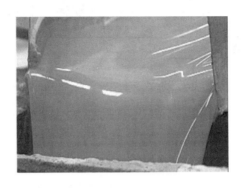

图 2 -11　成品釉料

制备釉料的原料有天然原料和化工原料两大类，前者与陶瓷坯体用料基本相同，只是纯度更高。化工原料根据其作用分为熔剂（如硼砂、硼酸、铅丹、硝酸钾、碳酸钙、氧化锌、硅酸盐等）、色剂（如氧化钴、氧化铜、氧化铁、氧化锰、氧化钒、硫化镉等）和乳浊剂（如氧化钛、氧化锑、氧化锡、氧化锆、氧化硒等）三类，部分厂家还在釉料中添加一定比例的溶剂、分散剂、结合剂等，制成陶瓷墨水，见表 2 - 3。

表 2 -3　陶瓷墨水主要成分

组　成	含　量	常　见　成　分	功　能
粉体	40% ~60%	功能陶瓷粉体	
釉料	0.5% ~10%	金属氧化物（氧化铅、氧化锌、氧化锰、氧化铁等）与着色硅酸盐、铬酸盐等	着色、装饰等
溶剂	10% ~50%	水溶性有机溶剂，如醇（甲醇、乙醇、异丙醇、丁醇等）、多元醇（丙三醇等）、丙酮、丁酮、氯仿、四氢呋喃、四氯化碳、多元醇醚等	载体，同时控制干燥时间，使墨水黏度、表面张力等不易随温度变化而改变
分散剂	少量	水溶性和油溶性高分子类，如苯甲酸及其衍生物、聚丙烯酸及其共聚物、聚乙二醇等	使陶瓷粉体、釉料等均匀地分布在溶剂中，在喷印前粉料不发生团聚

表2-3（续）

组 成	含 量	常 见 成 分	功 能
结合剂	少量	树脂高分子类	使陶瓷胚体或色料具有一定的强度，调节墨水的流动性能
表面活性剂	3%	Span 80、Tween 60、AEO₉、Tritonx - 100、聚氧乙烯酯类、长链脂肪羧酸盐、长链烷基三甲胺盐、油酸等	控制墨水的表面张力在适合的范围内
pH 调节剂	1% ~ 5%	氨水、三甲胺、三乙醇胺、硫酸盐等	
其他辅料	1% ~ 40%	催干剂、防腐剂等	

此外，建筑陶瓷为了增强表面的白度，通常使用一定量的硅酸锆。作为建筑陶瓷主要的乳浊剂和增白剂，硅酸锆具有较高的放射性水平。

二、施釉工艺流程

根据操作方式分为喷釉和淋釉（图2-12）。

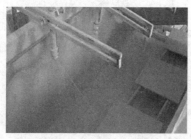 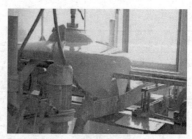

(a) 喷釉　　　　　　　　　　　　　　　(b) 淋釉

图2-12　喷釉与淋釉

（1）喷釉即用喷枪通过压缩空气使釉浆在压力的作用下喷散成雾状，施到坯体表面。

（2）淋釉是将釉浆抽入高位罐，通过釉槽和筛网格的缓冲作用，使釉浆通过光滑的钟罩，均匀如瀑布一样覆盖在坯体的表面。

三、印花工艺流程

施釉完成后进行印花，印花也即印刷，是按照预先设计的图样，通过平板印花（或丝网印刷）或辊筒印花（或辊筒印刷），将印花釉透过网孔或辊筒转印到釉坯上（图2-13）。部分产品在成型时通过布料的方式实现。

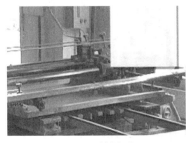 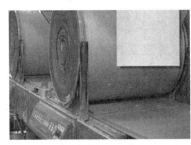

(a) 平板印花　　　　　　　　　　(b) 辊筒印花

图2-13　平板印花与辊筒印花

四、职业病危害因素

在釉料制备、施釉、印花以及釉面装饰过程中，工人直接或间接接触的职业病危害因素有：粉尘（矽尘、陶土粉尘等）、化学毒物（铅及其化合物、锰及其化合物、铬及其化合物等），以及电离辐射、噪声等。

（1）釉料制备过程中存在的职业病危害因素见表2-4。

表2-4　釉料制备过程中主要职业病危害因素

工艺过程	主要工艺/工种	主要职业病危害因素
釉料制备	精选、配料粉碎	粉尘（矽尘、陶土粉尘）、铅及其化合物、锰及其化合物、铬及其化合物、电离辐射、噪声等

锆英石等矿物、硅酸锆等添加剂在储存、转运和使用过程中会有放射性射线。

（2）施釉过程中存在的职业病危害因素见表2－5。

表2－5　施釉与印花过程中主要职业病危害因素

工艺过程	主要工艺/工种	主要职业病危害因素
施釉	施釉、印花 釉面装饰	铅及其化合物、锰及其化合物、铬及其化合物、甲醇、噪声等

五、职业病危害因素的控制

1. 粉尘的控制措施

粉尘的产生主要是在物料粉碎、配料投料过程中，由于重力和空气动力的作用，物料逸散而产生的。主要控制措施有以下7个方面：

（1）物料粉碎过程中尽量采用湿式作业，对物料喷水加湿；不能采用湿式作业的，则采用机械自动操作，设置控制室，与粉尘作业点隔离。

（2）配料时，采用机械联动作业，避免人工操作和接触粉尘，如果必须人工操作机器，应建立操作室。

（3）接料漏斗或投料口尽量设置低位，降低投料时物料落差。

（4）在接料漏斗处或投料口装设收尘装置，或设置防护性屏障可以降低粉尘的扩散。

（5）在设计储藏室、混料车间时，应当分区并尽量减少物料的挪动，减少粉尘扩散；同时应有防风措施。

（6）投料铲车驾驶室尽量密闭，防止粉尘进入。

（7）为现场作业人员及巡检工等配备防尘口罩，并监督其正确佩戴。

2. 噪声的控制措施

噪声主要是破碎机碎料、铲车运行的声音、投料时原料与接料漏斗碰撞声、球磨机运行的声音、过筛除铁过程中电动机运行的声音。主要控制措施有以下8个方面：

（1）为破碎机加装隔音罩。

（2）铲车驾驶室尽量密闭。

（3）接料漏斗尽量设置低位，降低投料时物料落差。

（4）使用非金属接料漏斗，减小物料与漏斗的碰撞声。

（5）在接料漏斗处加设隔声屏障。

（6）振动筛或滚筒筛加装隔声罩等。

（7）使器械自动化运行，减少人员接触。

（8）破碎机岗位工、球磨机岗位工、铲车司机、振动筛岗位工、滚筒筛岗位工、包装机巡检工等相关人员应使用个体防护用品，如耳罩、耳塞等。

3. 化学毒物控制措施

（1）设置单独的釉料配制间及施釉间（图2-14）。

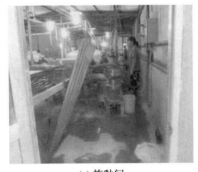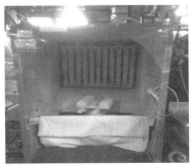

<table>
<tr><td>(a) 施釉间</td><td>(b) 通风设施</td></tr>
</table>

图2-14 某陶瓷生产企业施釉间及小型施釉通风设施

（2）釉料配制间及施釉间进行全面通风。

（3）加强对釉料及其原料的管理，使用时避免釉料或原料的洒落。

（4）喷釉或淋釉区域加装局部通风装置（图2-14）。

（5）手工喷釉时，应在排风罩或通风柜中进行，喷釉方向应朝向排风罩内（图2-14b）。

（6）为施釉人员佩戴过滤式防毒面具，戴化学安全防护眼镜，穿防毒物渗透工作服，戴橡胶手套。

（7）加强车间管理，设置更衣室和冲洗设施，工作服不宜带出车间，下班前宜充分冲洗面部及手臂。

（8）定期检测空气中各类毒性气体的含量，并告知岗位作业人员。

（9）车间应配备应急设备，如应急洗眼器、急救药品等，定期对作业人员进行应急演练。

（10）实行人员定期轮换，避免工作人员长期接触毒物。

4. 电离辐射（放射性射线）的控制措施

釉料的放射性主要来源于矿物原料和添加剂（硅酸锆）中的天然放射性核素。《建筑材料放射性核素限量》（GB 6566—2010）《CNCA—12C—050 2008 瓷质砖产品》及《环境标志产品技术要求 陶瓷砖》（HJ/T 297—2006）都对陶瓷的放射性限量作了明确规定。陶瓷生产企业不仅要保证产品的放射性符合要求，同时也要对接触放射性物质的作业人员进行防护。控制措施有以下6个方面：

（1）减少放射水平较高的矿物原料的用量，尽量选用放射性水平较低的矿物作为釉料原料。

（2）减少添加剂（硅酸锆）的使用量和使用频次，尽量使用其他原料替代。

（3）放射性原料必须与非放射性原料分开储存和运输。设置专门放射源库（应为钢筋混凝土结构），通风良好，并设有"电离辐射"警示标志。

（4）放射性原料在非使用期间，必须存放在放射源罐中。在转运过程中，应储存于铅封容器中，摆放牢固、稳妥。

（5）工人尽量远离放射源，为接近或接触放射性物质的工人配备放射量测定器，防止工人长时间接触导致剂量超标。

（6）工人作业时必须佩戴防护手套、防护口罩、防护服等个体防护用品；作业结束后，在专门区域或房间更换和处理，禁止带出使用过的防辐射装备。

第五节　烧成过程职业病危害及其
防　治　措　施

本节主要介绍了烧成过程职业病危害及其防治措施，介绍了陶瓷烧成工艺流程、各环节所产生的职业病危害因素及其主要控制措施。

烧成是指对陶瓷生坯进行高温热处理，使其发生一系列物理化学变化，最终形成具有一定的微观结构和晶相组成的陶瓷熟坯产品。

一、烧成工艺流程

陶瓷烧成工艺流程主要包括上砖底粉—入窑烧成—出窑抽检。

1. 上砖底粉

建筑陶瓷墙地砖进窑烧成前，为防止坯体互相粘连或粘连烧成设备，通常会在坯体底部施加砖底粉（主要成分为氧化铝），或涂抹氧化铝浆。

日用及艺术部分陶瓷为防止坯体互相粘连或粘连设备一般会先装入匣体，再入窑烧成。

2. 入窑烧成

砖坯烧成的整个过程，按照烧制温度变化及时间先后，可以分为 4 个阶段：

（1）预热阶段（室温至 300 ℃）。

（2）低温烧成阶段（300 ~ 950 ℃）。

（3）高温烧成阶段（950 ℃至最高温度：陶瓷砖近 1200 ℃；影青釉 1280 ~ 1320 ℃；裂纹釉 1280 ~ 1340 ℃）（图 2 – 15）。

（4）冷却阶段（最高温度至室温）。

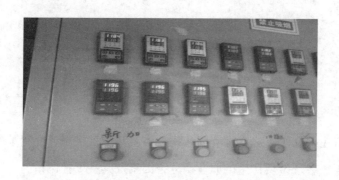

图 2 – 15　某陶瓷生产企业烧成窑温控台

实际生产中，根据不同需要，生坯可能经历一次或两次上述过程（或其中一部分），分别称为"一次烧成"和"二次烧成"。一次烧成，是指生坯（施釉或不施釉）经历一次烧成过程后，直接成型为熟坯；二次烧成主要针对施釉产品，又分为低温素烧高温釉烧和高温素烧低温釉烧两种。目前，陶瓷中的釉面砖多采用低温素烧高温釉烧的二次烧成方法进行生产。

烧成设备主要包括辊道窑、隧道窑和梭式窑。相对传统的隧道窑和梭式窑主要用于砖块、屋顶瓦等产品以及尺寸较复杂的产品（如卫生陶瓷、日用陶瓷和艺术陶瓷等）的生产。辊道窑适合墙地砖等扁平型产品的大规模快速自动化生产，目前在国内外陶瓷行业得到广泛应用。

辊道窑（如图2-16）由许多个单位窑串联组装而成，窑内有许多平行排列的辊棒组成辊道。从辊道窑的窑头至窑尾，每个单位窑提供一个特定范围的温度，坯体从窑头进入，在窑内辊棒运转带动下向前移动穿过整条辊道窑，先后经历预热、低温烧成、高温烧成、冷却等热处理，最终烧成熟坯，从窑尾排出。

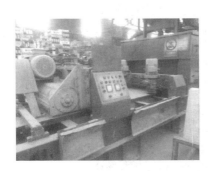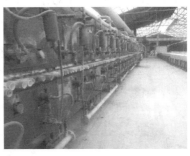

图2-16　某陶瓷生产企业辊道窑

3. 出窑抽检

陶瓷烧成之后，一般会对陶瓷的相关性能进行抽检。企业根据需要自行设定检测项目，通常会进行吸水率、弯曲强度、抗热抗震性能等检测。

二、职业病危害因素

陶瓷烧成过程中存在的职业病危害因素有粉尘、化学毒物和高温，详见表2-6。

1. 粉尘

粉尘来源主要有3类。

表2-6 烧成过程中主要职业病危害因素

工艺过程	主要工艺/工种	主要职业病危害因素
	上砖底粉	铝尘、噪声
烧成	装出窑	铝尘、陶土粉尘、高温
	烧成	陶土粉尘、二氧化硫、氮氧化物、一氧化碳、高温

（1）上砖底粉、装出窑时产生的粉尘。

（2）坯体表面黏附的粉尘以及部分坯体在烧成过程中破碎产生的粉尘，其在辊道滚动及气流的作用下会逸散道周围空气中。

（3）部分生产企业在烧成设备中填充保温材料，这些材料在与陶瓷砖坯体摩擦过程中也会产生粉尘（图2-17）。

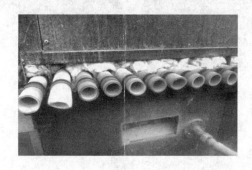

图2-17 某陶瓷生产企业用在烧成设备上的保温材料（白色部分）

2. 化学毒物

化学毒物来源主要有两类。

（1）多数陶瓷生产企业采用燃料（煤、水煤气、工业柴油等）燃烧供热，会产生二氧化硫、氮氧化物等有害气体。

（2）在辊道窑不同的烧成窑段，生坯发生着不同的物理化学反应，释放出多种气体（多数为有害气体）：

① 预热窑段，不发生化学反应，主要是水分的蒸发，以及生坯原料与釉料中含有的挥发性有机物（甲醇、丁醇、丙酮等）的排出；

② 低温烧成窑段，是烧成过程中主要的排气阶段。生坯原料中含有的诸多物质在该阶段氧化或分解（有机物、碳素、铁质化合物发生氧化反应；结构水、碳酸盐、氯化物、氟化物及部分硫酸盐发生分解反应），排出多种气体，如二氧化碳、二氧化硫、氯化氢、氟化氢及水蒸气；

③ 高温烧成窑段，是烧成过程中主要的液相形成、晶形转变、坯体最终瓷化的阶段。该窑段初期，坯体与釉料中的氧化、分解作用继续进行，排放出二氧化碳、二氧化硫、氯化氢、氟化氢等气体；另外，空气中氮气和氧气高温时还会生成氮氧化物；

④ 冷却窑段，前窑段反应生成的部分有毒有害残留气体在本窑段释放出来。

3. 高温

在烧成的整个窑段均存在高温。

三、职业病危害因素的控制

1. 粉尘的控制措施

（1）上砖底粉、装出窑及烧成过程实行自动化，减少作业人员的接触。

（2）采用自动化程度较高的窑炉，如辊道窑、隧道窑或间歇式大型台车窑，避免使用需人工在窑室内作业的窑炉。

（3）待烧成的坯体及时装入匣体，防止粉尘污染。

（4）装出窑加装自动清扫除尘部件（图 2 - 18），如带有清扫刷的布袋除尘器或管道除尘器。

（5）人工清灰时应采用专门工具，并在作业点设置排风罩，禁止用

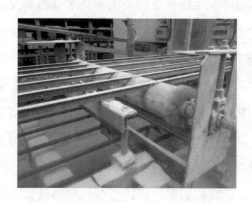

图2-18 自动扫尘刷

口吹灰。

（6）废坯、废渣要及时清理，放入专门废料箱内。

（7）窑炉使用的保温材料尽量选用耐磨且不易产尘的材料。

（8）为巡检工等相关人员配备个体防护用品，如防尘口罩等。

2. 化学毒物的控制措施

（1）设置煤气站，以煤气作为燃料提供热能；或采用低硫份燃料或电力、天然气等清洁能源提供热能。

（2）烧成设备燃烧室、燃料输送管及各相关设备管道尽量密闭，防止气体泄漏。

（3）窑炉两侧及上部加装负压排风罩，或下送上排局部排风装置。

（4）定期检测空气中各类毒性气体的含量，并告知岗位作业人员。

（5）为巡检工等相关人员配备个体防护用品，如防毒口罩等。

3. 高温的控制措施

（1）烧成过程实行全自动化，减少作业人员的直接接触。

（2）烧成设备做好保温措施，减少热量排放。

（3）不影响工艺操作的情况下，合理设计车间和布置热源，尽量疏散热量。车间的纵轴宜与当地夏季主导风向垂直，热源布置在夏季主导风向的下风向。

（4）给热源安装排气罩或局部通风降温，在高温区域设置隔热屏障（图2-19）。

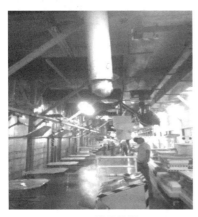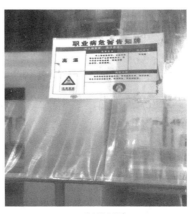

(a) 降温管道 　　　　　　　　　(b) 隔热屏障

图 2-19　某卫陶车间局部通风降温管道及隔热屏障

（5）采用自然通风或机械通风的方式降低车间温度。

（6）为作业人员建立冷气休息室，合理安排作业人员作业时间。

（7）司炉工、巡检工等须戴手套、头罩和脚盖等高温防护用品，除此之外还应当配备有适当的屏蔽功能的防护眼镜或带深色墨镜防护眼睛的辐射风险。

（8）制定中暑应急救援预案并定期演练，以提高作业人员中暑情况发生时的救人与自救能力；在高温天气期间，为作业人员备足饮用水或绿豆水、防中暑药品等。

第六节 后处理过程职业病危害及其 防 治 措 施

本节主要介绍了后处理过程中职业病危害及其防治措施，介绍了后处理过程的工艺流程、各环节所产生的职业病危害因素及其主要控制措施。

一、后处理工艺流程

陶瓷完成烧制后，还需根据产品要求进行一定的后处理。

不同陶瓷产品后处理工艺不同，日用及卫生陶瓷主要是修补、抛光等；艺术陶瓷主要是雕刻、装饰等；建筑陶瓷后处理工艺较多，主要包括切边、刮平、抛光、磨边、上防污剂等。产品最终进行拣选分级、包装入库等。现以建筑陶瓷（墙地砖）为例进行说明。

1. 切边

根据所需产品尺寸，采用切割机对砖坯进行初步的裁切。

2. 刮平

采用刮平机或手工对砖坯表面进行打磨，使砖坯表面达到初步平整。

3. 抛光

用粗抛机、中抛机和精抛机对经过刮平的砖坯由粗到细到精，逐步进行抛光，使砖面的光泽度达到要求值。

4. 磨边

从精抛机出来的产品经过手工或机械磨边，除掉锋利的棱角，使砖坯的尺寸准确均一，并避免产品损伤或对人造成伤害。

5. 上防污剂

国内生产的无釉砖特别是抛光砖，为提高砖的防污能力，通常要在砖表面采用人工或机械的方式涂一层防污剂。

6. 拣选分级

利用人工或自动检测设备对陶瓷产品的外观、尺寸、平整度、光泽度等进行在线检测，并对产品进行分级，剔除不合格产品。

7. 包装入库

对分级和检验合格的产品，依据产品的规格重量进行包装后，进入成品仓库。

二、职业病危害因素

后处理过程中存在的职业病危害因素见表2-7。

表2-7　后处理过程中主要职业病危害因素

工艺过程	主要工艺/工种	主要职业病危害因素
后处理	切边、刮平 抛光、磨边	陶土粉尘、手传振动、噪声
	上防污剂	苯系物、三氯甲烷
	拣选、包装	陶土粉尘、噪声

三、职业病危害因素的控制

1. 粉尘的控制措施

陶瓷后处理中切边、刮平、抛光和磨边均会产生粉尘。主要控制措施有以下几方面：

（1）设备自动化流水作业，避免人员接触。

（2）采用湿法或半干法作业，可有效控制粉尘的产生。如必须使用干法作业，应在作业点设置下吸或侧吸式排风罩或收尘装置（如布袋除尘器、管道式除尘等），或在专门的带排风的装置内进行。

（3）地面及时清理，或保持地面的湿润，防止地面扬尘。

（4）产尘量大的区域设置防护性屏障，降低粉尘的扩散。

（5）为现场作业人员及巡检工等配备防尘口罩，并监督其正确佩戴。

2. 噪声的控制措施

噪声在后处理整个流程中均存在，尤其是切边、刮平、抛光和磨边过程中，设备与砖坯碰撞或摩擦声最为严重。主要控制措施有以下 5 个方面：

（1）设备尽量实行自动化作业，避免人员接触。

（2）湿法作业，可一定程度的降低噪声强度。

（3）加设隔声屏障。

（4）定期对机电设备进行检修、润滑，更换易损件，紧固各个易松动的零部件。

（5）为岗位工人、巡检工等配备个体防护用品，如耳罩、耳塞等，并监督其正确佩戴。

3. 振动的控制措施

手传振动主要来自于手工刮平、抛光及磨边。主要控制措施有以下几方面：

（1）采用机械自动化设备，如刮平机、抛光机、磨边机等。

（2）为作业人员配备防振手套，并监督其正确佩戴使用。

（3）合理安排作息，减少工人接振时间。

4. 化学毒物的控制措施

化学毒物主要来自于上防污剂过程中有毒有害物质的挥发。

市场上的很多陶瓷防污剂，尤其是劣质的防污剂，使用了对人体有害的化工原料（如甲苯、三氯甲烷等），它们有强烈的刺激性气味，对操作人员的身体会产生不利影响。主要控制措施有以下 8 个方面：

（1）选用优质绿色环保型防污剂。

（2）设置单独的防污剂操作间，并进行全面通风。

（3）上防污剂区域加装上送下排局部通风装置。

（4）手工喷防污剂时，应在排风罩或通风柜中进行，喷射方向应朝向排风罩内。

（5）为相关人员佩戴过滤式防毒面具，戴化学安全防护眼镜，穿防毒物渗透工作服，戴橡胶手套。

（6）定期检测空气中各类毒性气体的含量，并告知岗位作业人员。

（7）应配备应急设备，如应急洗眼器、急救药品等，定期对作业人员进行应急演练。

（8）实行岗位轮换，避免工作人员长期吸入毒物。

第三章 陶瓷生产企业职业病危害
防 治 管 理

本章介绍了陶瓷生产企业职业病危害防治管理的基本内容，分六节对职业病危害防治管理的基本内容进行了全面阐述。第一节提出了企业职业卫生管理的基本要求，第二节阐述了建设项目职业病危害防护设施管理要求，第三节介绍了企业职业病危害告知与警示标识管理办法，第四节简介了职业病危害个体防护用品的管理知识，第五节阐述了职业健康监护管理要求，第六节综合介绍了职业卫生管理的工作。

第一节 职业卫生管理基本要求

本节对陶瓷生产企业职业卫生管理工作提出了基本要求，从组织机构和人员配备、职业卫生管理制度和操作规程、工作场所基本条件、职业病防治投入、作业人员职业卫生权利与义务、职业卫生档案管理六个方面阐述了职业卫生管理的具体内容。

企业应当加强职业病防治工作，为劳动者提供符合法律、法规、规章、国家有关职业卫生标准要求的工作环境和条件，并采取有效措施保障劳动者的职业健康。企业是职业病危害防治的责任主体，并对本单位产生的职业病危害承担法律责任。企业的主要负责人对本单位职业病危害防治工作全面负责。企业应当建立、健全职业病防治责任制，加强对职业病危害防治的管理，提高职业病危害防治水平。

一、组织机构和人员配备

根据国家有关职业卫生监督管理部门的规定，陶瓷生产企业属于职业病危害风险严重的企业，不论作业人员数量多少都应当设置或者指定职业卫生管理机构或者组织，配备专职职业卫生管理人员，负责本单位的职业病防治工作。

企业主要负责人和职业卫生管理人员应当具备与陶瓷生产相适应的职业卫生知识和管理能力，并接受相应的职业卫生培训。

企业应当根据机构设置、作业人员数量和职业病危害因素的种类、水平以及分布情况，明确企业主要负责人、分管负责人、部门负责人、班组负责人以及岗位作业人员等各层级的职业病危害防治职责，建立职责清晰、逐级落实的职业病危害防治责任体系。

二、职业卫生管理制度和操作规程

企业应当根据国家职业病防治法律法规和国家有关职业卫生监督管理部门的规定以及国家有关职业卫生标准，结合本单位职业病危害防治工作的实际情况，建立包括下列内容在内的职业卫生管理制度。

（1）职业病危害防治责任制度。

（2）职业病危害警示与告知制度。

（3）职业病危害项目申报制度。

（4）职业病防治宣传教育培训制度。

（5）职业病防护设施维护检修制度。

（6）职业病防护用品管理制度。

（7）职业病危害监测及评价管理制度。

（8）建设项目职业卫生"三同时"管理制度。

（9）作业人员职业健康监护及其档案管理制度。

（10）职业病危害事故处置与报告制度。

（11）职业病危害应急救援与管理制度。

（12）岗位职业卫生操作规程。

（13）法律、法规、规章规定的其他职业病防治制度。

职业卫生管理制度应当包括目标、依据、职责、内容、考核方法和支撑文件等要素。制定起草后应征求各部门及作业人员的意见和建议，以利于制度发布后的贯彻执行；发布前应进行合规性审查，审查后由主要负责人签发。新发布实施的职业卫生管理制度应组织全体作业人员学习培训。

职业卫生岗位操作规程是指为保障作业人员身体健康，有效预防、控制和减少各类职业病的发生而制定的，在职业活动中必须遵循的程序或步骤。操作规程编制要以岗位职业病危害因素防治为目的，综合考虑职业病危害因素的种类、理化特性及分布，突出实用性和可操作性，需要基层作业人员参与。职业卫生操作规程应条款清楚、用词规范、简明易懂，便于作业人员理解和掌握。

职业卫生管理制度和岗位操作规程发布实施后，应当在办公区域、工作场所醒目位置张贴或以内部办公局域网等形式予以公布，以便作业人员充分了解并自觉遵守。

三、工作场所基本条件

工作场所是作业人员进行职业活动的地点，也是产生职业病危害因素的场所。陶瓷生产企业除应当符合法律、行政法规规定的设立条件外，其工作场所还应当符合以下职业卫生基本要求。

（1）职业病危害因素的强度或者浓度符合国家职业卫生标准，按照《工作场所有害因素职业接触限值　第 1 部分：化学有害因素》（GBZ 2.1—2007）和《工作场所有害因素职业接触限值　第 2 部分：物理因素》（GBZ 2.2—2007）的要求，采取工程技术措施对工作场所中粉尘、毒物、噪声、高温等职业病危害因素进行控制，以保证作业人员身体健康不受损害。

（2）有与职业病危害防护相适应的设施。根据工作场所产生职业病危害因素的种类，设置相配套的职业病危害防护设施。如在施釉、烧成等产生化学毒物的场所设施通风装置、在各产尘地点安装收尘器；在风机等高噪声设备上安装消音器；在热风管道等高温部位加装保温隔热材料等。

（3）生产布局合理，符合有害与无害作业分开的原则。生产布局应综合考虑职业病危害因素的浓度或强度。如考虑到粉尘和废气等排放物，宜将生产区布置在当地夏季最小频率风向的上风侧。有害作业与无害作业分开，如将施釉、上防污剂等岗位单独设置；化验室化学分析操作间和其他操作间分开等。

（4）有配套的更衣间、洗浴间、孕妇休息间等卫生设施。

（5）设备、工具、用具等设施符合保护作业人员生理、心理健康的要求。

（6）国家法律、法规以及国家有关职业卫生监督管理部门关于保护作业人员职业健康的其他要求。

四、职业病防治投入

职业病防治资金是开展职业卫生工作的前提条件。企业应当保证职业病防治所需的资金投入，不得挤占、挪用，并对因资金投入不足而导致的后果承担法律责任。职业病防治资金包括建设项目职业病危害评价、职业病危害防护设施设置及其维护、治理职业病危害、个体防护用品配置、职业卫生培训、职业健康监护、职业病危害因素检测与评价等费用，按照国家有关规定，在生产成本中据实列支。

在保证职业病防治资金投入的同时，企业还应当定期评估资金投入是否与本单位的生产经营规模、职业病危害因素的控制需求相适应，以便及时进行调整。

五、作业人员职业卫生保护权利与义务

《中华人民共和国职业病防治法》规定，作业人员依法享有职业健康保护的权利，内容包括：

（1）获得职业卫生教育、培训。

（2）获得职业健康检查、职业病诊断、治疗、康复等职业病防治服务。

（3）了解工作场所存在（产生）或者可能存在（产生）的职业病危害因素、危害后果和应当采取的职业病防护措施。

（4）要求企业提供符合职业病防护要求的职业病防护设施和个体使用的职业病防护用品，改善工作条件。

（5）对违反职业病防治法律、法规、规章以及国家相关职业卫生标准的行为提出批评、检举和控告。

（6）拒绝违章指挥和强令进行没有职业病危害防护措施的作业。

（7）参与本单位职业卫生健康工作的民主管理，对职业病防治工作提出意见和建议。

作业人员职业病防治的义务包括：学习和掌握相关的职业卫生知识，增强职业病危害防范意识，遵守职业病防治法律、法规、规章和操作规

程，正确使用、维护职业病危害防护设施和个体职业病危害防护用品，发现职业病危害事故隐患应当及时报告等。

六、职业卫生档案管理

企业职业卫生档案，是指企业在职业病危害防治和职业卫生管理活动中形成的，能够准确、完整反映本单位职业卫生工作全过程的文字、图纸、照片、报表、音像资料、电子文档等文件材料。企业应当按照国家有关职业卫生监督管理部门关于职业卫生档案管理的要求，建立本单位的职业卫生档案，为职业病诊断、鉴定和职业卫生监管部门执法等活动提供参考依据。

内容包括：

（1）建设项目职业卫生"三同时"档案。

（2）职业卫生管理档案。

（3）职业卫生宣传培训档案。

（4）职业病危害因素监测与检测评价档案。

（5）企业职业健康监护管理档案。

（6）作业人员个人职业健康监护档案。

（7）法律、行政法规、规章要求的其他文件资料。

企业应当建立健全职业卫生档案管理制度，对职业卫生档案的保存、管理等做出具体规定，保证职业卫生档案完整、准确和有效利用。要设立专门的档案室或指定专门的区域存放职业卫生档案，并指定专门机构和专（兼）职人员负责职业卫生档案的管理工作。职业卫生档案要按年度进行案卷归档，及时编号登记，入库保管，防止出现遗失。

第二节　建设项目职业病危害防护
设　施　管　理

本节介绍了建设项目职业病危害防护设施管理的基本要求，从职业病危害预评价、职业病防护设施设计、防护设施试运行与验收等三个方面，对建设项目职业病危害防护设施管理的具体内容进行了较为详细地阐述。

建设单位是建设项目职业病危害防护设施建设的责任主体。建设项目职业病防护设施必须与主体工程同时设计、同时施工、同时投入生产和使用（简称为建设项目职业卫生"三同时"）。职业病防护设施所需费用应当纳入建设项目工程预算。

建设单位应当通过公告栏、网站等方式及时公布建设项目职业病危害预评价、职业病防护设施设计、职业病危害控制效果评价的承担单位、评审时间、评审意见、评价结论，以及职业病防护设施验收时间、验收方案和验收意见等信息，供本单位劳动者和有关职业卫生监督管理部门查询。

一、职业病危害预评价

建设单位应当在建设项目可行性论证阶段进行职业病危害预评价，编制预评价报告。进行职业病危害预评价时，建设单位可以运用工程分析、类比调查等方法，对建设项目可能产生的职业病危害因素及其对工作场所、劳动者健康的影响与危害程度进行分析与评价。其中，类比调查数据应当采用获得资质认可的职业卫生技术服务机构出具的、与建设项目规模和工艺类似的用人单位职业病危害因素检测结果。报告编制完成后，单位主要负责人或其指定的负责人应当组织业内其他单位职业卫生专业技术人员和职业卫生专家参加评审工作，并形成评审意见。建设单位应当按照评审意见对职业病危害预评价报告进行修改完善，并对最终的职业病危害预评价报告的真实性、客观性和合规性负责。职业病危害预评价工作过程应当形成书面报告备查。

二、职业病防护设施设计

存在职业病危害的建设项目，建设单位应当在施工前按照职业病防治有关法律、法规、规章和职业卫生标准的要求，进行职业病防护设施设计，并组织业内其他单位职业卫生专业技术人员和职业卫生专家参加评审工作，形成评审意见。建设单位应当按照评审意见对职业病防护设施设计进行修改完善，并对最终的职业病防护设施设计的真实性、客观性和合规性负责。职业病防护设施设计工作过程应当形成书面报告备查。

三、防护设施试运行与验收

建设项目完工后，需要进行试运行的，其配套建设的职业病防护设施必须与主体工程同时投入试运行。试运行时间应当不少于 30 日，最长不得超过 180 日。

建设项目在竣工验收前或者试运行期间，建设单位应当进行职业病危害控制效果评价，编制评价报告，并由建设单位主要负责人或其指定的负责人组织业内其他单位职业卫生专业技术人员和职业卫生专家参加评审和验收工作，并形成评审和验收意见。

建设单位在职业病防护设施验收前，应当编制验收方案。建设单位应当在职业病防护设施验收前 20 日，将验收方案向管辖该建设项目的有关职业卫生监督管理部门进行书面报告。

建设单位应当按照评审与验收意见对职业病危害控制效果评价报告和职业病防护设施进行整改完善，并对最终的职业病危害控制效果评价报告和职业病防护设施验收结果的真实性、合规性和有效性负责。

建设单位应当在建设项目验收完成之日起 20 日内，向管辖该建设项目的有关职业卫生监督管理部门提交书面报告。

第三节　职业病危害告知与警示标识

本节介绍了职业病危害告知与警示标识管理的基本要求，从劳动合同告知、设置公告栏、设置警示标识和设置告知卡等四个方面阐述了职业病危害告知与警示标识管理的具体内容。

企业应当将生产过程中可能产生和存在的职业病危害的种类、危害程度、危害后果、提供的职业病防护设施、个体使用的职业病危害防护用品、职业卫生管理要求和相关待遇等如实告知作业人员（包括用人单位的合同制、聘用制、劳务派遣等性质的作业人员），不得隐瞒或者欺骗。告知主要采用合同告知、公告栏告知、警示标识和告知卡告知等方式进行。

一、劳动合同告知

企业与劳动者订立劳动合同（含聘用合同）时，应当将工作过程中可能产生和存在的职业病危害因素的种类、危害程度、危害后果、提供的职业病防护措施、个体使用的职业病危害防护用品和相关待遇（岗位津贴、工伤保险等）等如实告知劳动者（包括用合同制、聘用制等性质的作业人员），并在劳动合同中写明，不得隐瞒或者欺骗，同时，以书面形式告知劳务派遣人员。格式合同文本内容不完善的，应以合同附件形式签署职业病危害告知书。

劳动者在已订立劳动合同期间工作岗位或者工作内容变更，从事与所订立劳动合同中未告知的职业病危害作业时，企业应重新向劳动者履行如实告知的义务，并协商变更原劳动合同相关条款。在未履行告知义务的前提下，劳动者有权拒绝从事存在职业病危害的作业。企业也不得因此而解除与作业人员所订立的劳动合同。

二、设置公告栏

企业应当在本单位醒目位置处设置公告栏，公布本单位职业病防治的规章制度等内容。设置在办公区域的公告栏，主要公布本单位的职业卫生管理制度等；设置在工作场所的公告栏，主要公布岗位操作规程和存在的职业病危害因素及岗位、健康危害、接触限值、应急救援措施，以及工作场所职业病危害因素检测结果、检测日期、检测机构等，如图3-1所示。

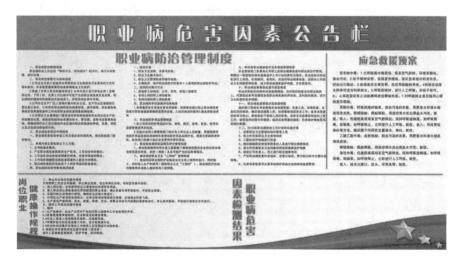

图3-1　公告栏

三、设置警示标识

警示标识是指在工作场所中设置的、可以提醒作业人员对职业病危害产生警觉并采取相应防护措施的图形标识、警示线、警示语句和文字说明以及组合使用的标识等。

　　企业应当在产生和存在职业病危害的工作场所入口处，以及产生和存在职业病危害的作业岗位及设备、设施附近的醒目位置，按照《工作场所职业病危害警示标识》（GBZ 158—2003）的要求设置警示标识，提醒作业人员认识工作场所存在的职业病危害，避免在无意识、无保护的情况下进入危险场所。

　　企业应当至少在以下产生和存在职业病危害的工作场所入口处以及产生和存在职业病危害的作业岗位或设备附近的醒目位置设置警示标识。

　　（1）在产生粉尘的工作场所设置"注意防尘""戴防尘口罩""注意通风"等警示标识。如物料堆场、投料口、干压成型以及后处理（切割、抛光、磨边）等作业岗位。

　　（2）在有毒物品工作场所根据需要设置"禁止入内""当心中毒""当心有毒气体""穿防护服""戴防毒面具""戴防护手套""戴防护眼镜""注意通风"等警示标识，并标明"紧急出口""救援电话"等警示标识，如烧成、施釉、上防污剂等作业岗位。

　　（3）在产生噪声的工作场所设置"噪声有害"警告标识、"戴护耳器"等指令标识。如投料、干压成型等作业岗位。

　　（4）在高温工作场所设置"当心中暑""注意高温""注意通风"等警示标识。如喷雾干燥造粒、生坯干燥、熟坯烧成等作业岗位。

　　（5）在产生手传振动的工作场所设置"振动有害""使用设备时必须戴防振手套"等警示标识。如后处理（切割、抛光、磨边）等作业岗位。

　　（6）在能引起其他职业病危害的工作场所设置"注意××危害"等警示标识。

　　（7）在可能产生职业病危害的设备发生故障时，或者维护、检修存在有毒物品的生产装置时，根据现场实际情况设置"禁止启动"或"禁止入内"等警示标识。

图 3-2、图 3-3 所示分别为危害警告标识和危害指令标识。

当心中毒　　　注意防尘　　　注意高温　　　噪声有害

图 3-2　职业病危害警告标识

必须戴防尘口罩　　必须戴护耳器　　　注意高温　　　　注意通风
　　　　　　　　　　　　　　　　戴防护面罩

图 3-3　职业病危害指令标识

某企业工作场所设置的警告标识和指令标识，如图 3-4 所示。

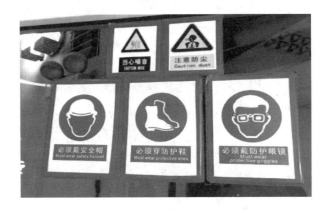

图 3-4　职业病危害警示标识和指令标识

四、设置告知卡

对存在严重职业病危害的作业岗位，除设置警示标识外，还应当在其
醒目位置设置职业病危害告知卡，告知卡应当标明职业病危害因素名称、

理化特性、健康危害、接触限值、防护措施、应急处理及急救电话、职业病危害因素检测结果及检测时间等。

符合下列条件之一，即为存在严重职业病危害的作业岗位：

（1）存在矽尘和其他粉尘的作业岗位。

（2）存在"致癌""致畸"有害物质的作业岗位。

（3）可能导致急性职业性中毒的作业岗位。

（4）放射性危害作业岗位。

图 3-5 所示为苯的职业病危害告知卡，供企业参考。

工作场所存在苯，对人体有损害，请注意防护		
	理化特性	健康危害
苯（皮） Benzene (skin)	具有特殊芳香气味的无色油状液体，相对分子质量 78，易燃、易挥发。不溶于水，可与乙醚、乙醇、丙酮、汽油和二硫化碳等有机溶剂混溶；遇氧化剂或卤素剧烈反应；苯蒸气与空气形成爆炸性混合物，遇明火、高热极易燃烧爆炸	可经皮肤、呼吸道进入人体。主要损害神经和造血系统。短时间大量接触可引起头晕、头痛、恶心、呕吐、嗜睡、步态不稳，重者发生抽搐、昏迷。长期过量接触可引起白细胞减少、再生障碍性贫血、白血病
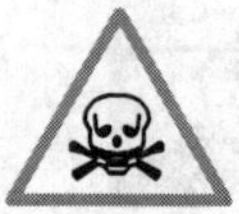 ⚠ 当心中毒	应 急 处 理	
	抢救人员穿戴防护用具；立即将患者移至空气新鲜处，去除污染衣物；注意保暖、安静；皮肤污染时用肥皂水清洗，溅入眼内时用流动清水或生理盐水冲洗，各至少 20 分钟；呼吸困难时给予吸氧，必要时用合适的呼吸器进行人工呼吸；立即与医疗急救单位联系抢救	
	防 护 措 施	
	禁止明火、火花,高热,使用防爆电器和照明设备。工作场所禁止饮食、吸烟	
	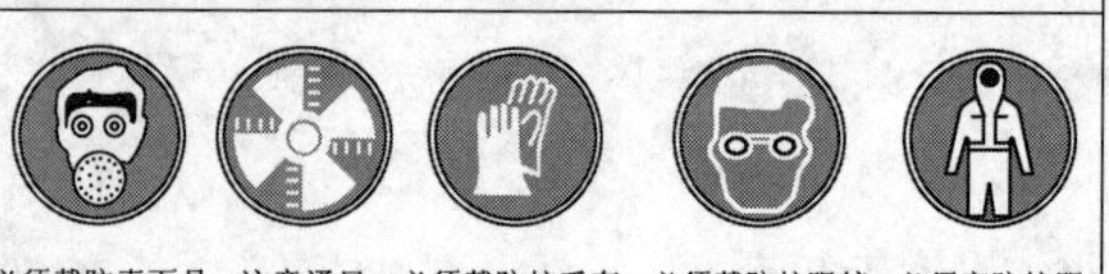 必须戴防毒面具　注意通风　必须戴防护手套　必须戴防护眼镜　必须穿防护服	
标准限值：×××　检测数据：×××　检测日期：××××年×月×日		
急救电话：120　消防电话：119　职业健康咨询电话：×××××××××		

图 3-5 职业病危害告知卡

针对陶瓷生产企业主要生产工序存在的职业病危害因素，应当设置的职业病危害警示标识见表3-1。

表3-1 陶瓷企业主要职业病危害警示标识设置情况

工艺过程	主要工艺/工种	警告标识/禁止标识	指令标识	告知卡
原料制备	投料、粉碎、筛分、配料、搅拌	注意防尘、噪声有害、当心电离辐射	注意通风、戴防尘口罩、戴防护镜、戴护耳器	粉尘、放射性元素、噪声
	炼泥、造粒、泥浆脱水	噪声有害	戴护耳器	噪声
釉料制备	精选、配料粉碎	注意防尘、噪声有害、当心电离辐射	必须洗手、穿防护服、戴防毒面具、戴防护手套、戴防护眼镜、注意通风、戴护耳器	粉尘、毒物（铅、铬、锰等）、放射性元素、噪声
成型	干压成型	注意防尘、噪声有害	戴防尘口罩、戴防护镜、戴护耳器	粉尘、噪声
	注浆成型、可塑成型、印坯、修坯	噪声有害	戴防护镜、戴护耳器	噪声
干燥	对流干燥、辐射干燥、微波干燥	注意高温	戴防护手套、穿防护服	高温
烧成	上砖底粉	注意防尘、噪声有害	戴防尘口罩、戴防护镜、戴护耳器	粉尘、噪声
	装出窑	注意防尘、噪声有害、注意高温	戴防尘口罩、戴防护镜、戴护耳器、戴防护手套、穿防护服	粉尘、噪声、高温
	烧成	当心有毒气体、注意防尘、注意高温	注意通风、穿防护服、穿防护鞋、戴防护手套、戴防护镜	有毒气体（SO_2、氮氧化物等）、噪声、高温

表3－1（续）

工艺过程	主要工艺/工种	警告标识/禁止标识	指令标识	告知卡
施釉	施釉、印花釉面装饰	当心中毒、噪声有害	必须洗手、穿防护服、戴防毒面具、戴防护手套、戴防护眼镜、注意通风、戴护耳器	毒物（甲醇、铅、铬、锰等）、噪声
后处理	切边、刮平抛光、磨边	注意防尘、噪声有害、振动有害	戴防尘口罩、戴防护镜、戴护耳器、使用设备时必须戴防振手套	粉尘、振动、噪声
	上防污剂	当心中毒	必须洗手、穿防护服、戴防毒面具、戴防护手套、戴防护眼镜、注意通风	苯系物、三氯甲烷
	拣选、包装	注意防尘、噪声有害	戴防尘口罩、戴护耳器、戴防护手套	粉尘、噪声
燃煤供热	煤料制粉	注意防尘、噪声有害	戴防尘口罩、戴护耳器、戴防护手套	粉尘、噪声
	上料	注意防尘、当心有毒气体	注意通风、穿防护服、穿防护鞋、戴防护手套、戴防护镜	粉尘、有毒气体（CO、氮氧化物等）、噪声

第四节 职业病危害个体防护用品管理

本节介绍了职业病危害个体防护用品管理的基本要求，从个体防护用品配备、个体防护用品日常管理、个体防护用品的更换周期等三个方面进行了详细的阐述。

一、个体防护用品的配备

陶瓷生产企业常用的职业病危害个体防护用品包括防尘口罩、防毒面具、护听器、防振手套、防振鞋、防高温服、护目镜和防辐射工作服等。企业应参照《个体防护装备选用规范》(GB/T 11651) 等相关标准，结合工作场所职业病危害种类、接触水平和对人体的影响途径以及现场生产条件，为作业人员配备职业病危害个体防护用品。表3-2列举了陶瓷生产企业个别作业岗位需配备的个体防护用品。表3-3列举了陶瓷生产企业不同工位或场所需使用的防毒过滤元件。

表3-2　个体防护用品的选用

序号	作业类别	可选用的防护用品	备　注
1	有碎屑粉尘飞溅的作业	防冲击护目镜、一般防护服	原料制备后处理
2	手持振动机械作业	耳塞（耳罩）、防振手套	后处理
3	人承受全身振动的作业	防振鞋	铲车投料
4	高温作业	防强光、紫外线、红外线护目镜或面罩、隔热阻燃鞋、白帆布类隔热服、热防护服	喷雾干燥、生坯干燥、烧成等
5	吸入气体毒物作业	防毒面具、防化学品手套、化学品防护服、劳动护肤剂	司炉工、制釉、施釉、烧成等
6	噪声作业	耳塞（耳罩）	粉料制备、成型、后处理等
7	粉尘场所作业	防尘口罩、防尘服	粉料制备、成型、后处理等

表3-3　防毒面具过滤元件分类和标色（GB 2890—2009）

使用工位或场所	过滤元件型号规格	过滤元件标色	防护气体类型
釉料配制、施釉、印花、防污剂配制、上防污剂等	3号（A型）	褐色	有机气体与蒸气：苯、苯胺类等
司炉工、生坯干燥窑、烧成窑	7号（E型）	黄色	二氧化硫和其他酸性气体或蒸气等

二、个体防护用品日常管理

职业病危害个体防护用品属于特种劳动防护用品，企业应到定点经营单位或正规生产企业购买。企业购买的个体防护用品应当经由本单位职业卫生管理部门验收，按照防护用品的使用要求，对其防护性能进行检查。

企业应当教育作业人员，按照使用规则正确使用个体防护用品，加强监督检查、督促指导，促使作业人员做到"三会"：会检查防护用品的可靠性，会正确使用防护用品，会维护保养防护用品，确保作业人员正确佩戴使用。

企业应当对职业病危害个体防护用品进行经常性的维护、保养，确保防护用品性能有效，不得使用不符合国家职业卫生标准要求或者已经失效的职业病危害防护用品。企业不得发放钱物替代发放个体防护用品。

每次使用防护用品前，作业人员应对个体防护用品性能进行检查。企业也应制定相应的检查表，供作业人员检查防护用品性能时使用。表3-4是防尘口罩和防毒面具使用前的检查表，供企业制定检查表时参考。

表3-4 防尘口罩和防毒面具检查表

类别	序号	检 查 内 容
防尘口罩	1	口罩和面罩的内侧是否有脏污
	2	口罩的头带弹力是否松弛、鼻夹、鼻夹垫是否断裂
	3	口罩和面罩外表是否完好
	4	面罩各个部件连接是否完整、严密
	5	使用者自己是否感觉呼吸阻力明显增加
防毒面具	1	面具罩体是否完好，连接是否紧密
	2	面具眼窗是否完好、视物清晰
	3	导气管是否完好，无堵塞、破损
	4	通话器、呼吸活门和头带（或头盔）等部件是否完好，螺纹接头有无变形

表3-4（续）

类别	序号	检　查　内　容
防毒面具	5	罐体是否完好，金属部件无锈蚀变形
	6	滤毒罐是否在有效期内，是否标明使用范围
	7	气密性检查是否符合要求，有无漏气
	8	现场摆放防毒面具是否和现场有毒物质种类适应
	9	其他附件是否完好，无缺失破损

　　企业应当建立职业病危害个体防护用品管理制度，对入库验收、保管、发放、使用、更换、报废等方面提出要求。在发放防护用品时应保存相关记录，包括发放时间、工种、防护用品名称、数量、发放人、领用人签字等内容，发放记录表见表3-5。

表3-5　个体防护用品发放记录表

发放日期	工种	防护用品名称	数量	发放人	领用人	备　注

三、合理确定更换周期，及时报废不符要求产品

　　企业应当结合工种、作业岗位、职业病危害的浓度和强度，合理确定个体防护用品的使用更换周期。

　　当出现下列情况之一时，应当及时予以报废：

　　（1）所选用的职业病危害个体防护用品技术指标不符合国家相关标准要求。

　　（2）所选用的职业病危害个体防护用品与所从事的作业类型不匹配。

　　（3）职业病危害个体防护用品产品标识不符合产品要求或国家的相

关要求。

（4）职业病危害个体防护用品在使用或保管贮存期内遭到破坏或超过有效使用期限。

（5）所选用的职业病危害个体防护用品经检验和抽查为不合格产品。

（6）存在使用说明书中规定的其他报废条件。

企业应当为参观、学习、检查、指导工作等外来人员配备个体防护用品。

第五节　职业健康监护管理

本节介绍了职业健康监护管理的基本要求，从职业健康检查（包括上岗前职业健康检查、在岗期间职业健康检查、离岗时职业健康检查、应急职业健康检查和职业健康检查结果处理），以及职业健康监护档案管理（包括个人职业健康监护档案、企业职业健康监护档案）等方面，对职业健康监护管理的具体要求进行了详细的阐述。

职业健康监护，是指劳动者上岗前、在岗期间、离岗时和应急时的职业健康检查以及职业健康监护档案管理。企业是职业健康监护工作的责任主体，其主要负责人对本单位职业健康监护工作全面负责。企业应当依照国家有关职业病防治法律、法规、规章的规定，以及国家职业卫生标准《职业健康监护技术规范》（GBZ 188）、《放射工作人员职业健康监护技术规范》（GBZ 235）的要求，制定并实施本单位职业健康检查年度计划，并保证所需要的专项经费。

一、职业健康检查

（一）上岗前职业健康检查

上岗前健康检查，是指对拟从事接触职业病危害因素作业的新录用人员（包括转岗到该作业岗位的人员）以及拟从事有特殊健康要求的作业人员，在其开始从事接触职业病危害因素作业之前实施的职业健康检查。上岗前体检为强制性职业健康检查，其目的是发现有无职业禁忌症以及建立接触职业病危害因素人员的基础健康档案。企业不得安排未经上岗前职业健康检查的劳动者从事接触职业病危害的作业，不得安排有职业禁忌证的人员其从事所禁忌的作业。如不得安排患有眩晕症的人从事高空作业，不得安排患有过敏性哮喘的人从事粉尘作业等。

以接触矽尘作业劳动者的上岗前职业健康检查为例，其健康检查的目标疾病为职业禁忌症，包括活动性肺结核病、慢性阻塞性肺病、慢性间质性肺病和伴肺功能损害的疾病。其检查内容包括：

（1）症状询问：重点询问呼吸系统、心血管系统疾病史、吸烟史及咳嗽、咳痰、喘息、胸痛、呼吸困难、气短等症状。

（2）体格检查：内科常规检查，重点检查呼吸系统、心血管系统。

（3）实验室和其他检查：血常规、尿常规、心电图、血清 ALT、后前位 X 射线高千伏胸片或数字化摄影胸片、肺功能。

（二）在岗期间的定期职业健康检查

在岗期间职业健康检查，是指对已经在岗从事职业病危害作业的劳动者，在其在岗期间定期开展的职业健康检查。其目的是早期发现职业病患者或疑似职业病患者或劳动者健康的异常改变，及时发现有职业禁忌症的劳动者，通过动态观察劳动者的身体健康变化情况来评价作业场所职业病危害的控制效果。在岗期间职业健康检查周期见表 3－6。

以接触矽尘作业劳动者的在岗期间职业健康检查为例，其健康检查的目标疾病为矽肺，职业禁忌症包括活动性肺结核病、慢性阻塞性肺病、慢性间质性肺病和伴肺功能损害的疾病。其检查内容包括：

（1）症状询问：重点询问咳嗽、咳痰、胸痛、呼吸困难、也可有喘息、

表3-6　在岗期间接触职业病危害作业人员职业健康检查周期

接害种类	职业健康检查周期
矽尘	生产性粉尘作业分级Ⅰ级，2年1次
	生产性粉尘作业分级Ⅱ级及以上，1年1次
	X射线胸片表现观察对象者健康检查1年1次，连续观察5年，若5年内不能确诊为矽肺患者，应根据生产性粉尘作业分级情况确定
	矽肺患者原则每年1次，或根据病情随时检查
其他粉尘	生产性粉尘作业分级Ⅰ级，4年1次
	生产性粉尘作业分级Ⅱ级及以上，2~3年1次
	X射线胸片表现为观察对象者健康检查每年1次，连续观察5年，若5年内不能确诊为尘肺患者，应根据生产性粉尘作业分级情况确定
	尘肺患者每1~2年进行1次医学检查，或根据病情随时检查
化学毒物	每年1次
噪声	作业场所噪声8 h等效声级≥85 dB，1年1次； 作业场所噪声8 h等效声级≥80 dB，<85 dB，2年1次
手传振动	2年1次
高温	每年1次，应在每年高温季节到来之前进行

注：职业健康检查周期依据《职业健康监护技术规范》（GBZ 188—2014）。

咯血等症状。

（2）体格检查：内科常规检查，重点检查呼吸系统和心血管系统。

（3）实验室和其他检查：①必检项目：后前位 X 射线高千伏胸片或数字化摄影胸片、心电图、肺功能；②选检项目：血常规、尿常规、血清 ALT。

生产性粉尘的作业分级依据《工作场所职业病危害作业分级　第 1部分：生产性粉尘》（GBZ/T 229. 1—2012）条款4.2、4.3、4.4确定。

（三）离岗时职业健康检查

离岗时职业健康检查，是指劳动者在准备调离或脱离所从事的职业病危害的作业岗位前对其进行全面的健康检查，主要目的是确定其在停止接触职业病危害时的身体健康状况。

对准备脱离所从事的职业病危害作业或者岗位的劳动者，企业应当在劳动者离岗前 30 日内组织进行离岗时的职业健康检查。劳动者离岗前 90 日内的在岗期间的职业健康检查可以视为离岗时的职业健康检查。对未进行离岗时职业健康检查的劳动者，不得解除或者终止与其订立的劳动合同。离岗时职业健康检查的目标疾病为职业病：具体检查病种与在岗期间职业健康检查病种一致，检查内容也与在岗期间职业健康检查内容一样。

（四）应急职业健康检查

应急职业健康检查的目的是通过实施紧急性职业健康检查，发现劳动者身体健康损害情况，以便尽快采取救治措施。出现下列情况之一的，企业应当立即组织有关作业人员进行应急性职业健康检查：

（1）当发生急性职业病危害事故时，对遭受或者可能遭受急性职业病危害的作业人员，应及时组织健康检查。

（2）从事可能产生职业性传染病作业的作业人员，在疫情流行期或近期密切接触传染源者，应及时开展应急健康检查，随时监测疫情动态。

（3）接触职业病危害因素的作业人员在作业过程中出现与所接触职业病危害因素相关的不适症状。

（4）作业人员出现职业中毒症状。

（五）职业健康检查结果处理

企业应当及时将职业健康检查结果及职业健康检查机构的建议，以书面形式如实告知作业人员，并根据职业健康检查报告，采取下列措施：

（1）对有职业禁忌的作业人员，调离或者暂时脱离原工作岗位。

（2）对健康损害可能与所从事的职业相关的作业人员，进行妥善安置。

（3）对需要健康复查的作业人员，按照职业健康检查机构要求的时间安排复查和医学观察。

（4）对疑似职业病病人，按照职业健康检查机构的建议安排其进行医学观察或者职业病诊断。

（5）对存在职业病危害的岗位，立即改善劳动条件，完善职业病防护设施，为作业人员配备符合国家相关标准要求的个体防护用品。

二、职业健康监护档案

（一）个人职业健康监护档案

企业应当为每位接触职业病危害的作业人员建立个人职业健康监护档案，并按照有关规定妥善保存。职业健康监护档案包括下列内容：

（1）劳动者姓名、性别、年龄、籍贯、婚姻、文化程度、嗜好等情况。

（2）劳动者职业史、既往史和职业病危害接触史。

（3）历次职业健康检查结果及处理情况。

（4）职业病诊疗等健康资料。

（5）需要存入职业健康监护档案的其他有关资料。

劳动者离开单位时，有权索取本人职业健康监护档案复印件，企业应当如实、无偿提供，并在所提供的复印件上签章。

（二）企业职业健康监护档案

企业应当建立企业的职业健康监护档案，并按照有关规定妥善保存。企业职业健康监护档案内容包括：

（1）企业职业卫生管理组织机构、职责。

（2）企业职业健康监护制度和年度职业健康监护计划。

（3）历次职业健康检查的文书，包括委托协议书、职业健康检查机构的健康检查总结报告和评价报告。

（4）工作场所职业病危害因素监测结果。

（5）职业病诊断证明书和职业病报告卡。

（6）企业对职业病患者、患有职业禁忌证者和已出现职业相关健康损害作业人员的处理和安置记录。

（7）企业在职业健康监护中提供的其他资料和职业健康检查机构记录整理的相关资料。

（8）职业卫生监督管理部门要求的其他资料。

生产企业尤其要关注流动作业人员的职业健康问题，要防止职业病危害转嫁，保障流动作业人员的职业健康，杜绝职业健康监护的盲点。

第六节　职业卫生管理的其他工作

本节对职业卫生管理的其他工作进行了综合介绍，从职业病危害项目申报，职业病防护设施管理，职业卫生培训管理，职业病危害监测、检测与评价，职业病危害事故应急管理等方面对职业卫生其他管理工作进行了概括阐述。

一、职业病危害项目申报

职业病危害项目申报是职业病防治工作的一项基本制度要求，目的在于通过用人单位积极主动的申报存在职业病危害的项目，提高其对职业病防治工作的重视，从而加强职业病危害的治理工作；同时也能使职业卫生监督管理部门掌握其工作做场所存在的职业病危害因素的类型、存在环节及其分布情况，为加强职业卫生监管工作，实施有针对性的职业卫生监督检查、评估指导等工作奠定基础。

企业应当按照国家有关职业卫生监督管理部门关于职业病危害项目申报办法的要求，依据《职业病危害因素分类目录》确定工作场所存在的职业病危害因素，将存在的职业病危害项目（如粉尘、噪声、振动、化学毒物、高温等），及时、如实向所在地有关职业卫生监督管理部门申报，并接受有关职业卫生监督管理部门的监督检查。

二、职业病防护设施管理

企业应当优先采用有利于防治职业病危害和保护作业人员职业健康的新技术、新工艺、新材料、新设备，逐步替代产生职业病危害的技术、工艺、材料、设备。企业应当结合生产工艺特点、生产条件、职业病危害因素的种类和分布，采用有效的职业病防护设施，并建立职业病防护设施检修维护制度，指定专人对职业病防护设施定期进行检修、维护，定期检测其性能和效果，确保其处于正常状态，不得擅自拆除或者停止使用，不得使用国家明令禁止使用的可能产生职业病危害的设备或者材料。

企业应当建立职业病防护设施台账，包括设备名称、型号、生产厂家名称、主要技术参数、安装部位、安装日期、使用目的、防护效果评价、使用和维修记录、使用人、保管责任人等内容。职业病防护设施台账应有专人负责保管，定期更新。

三、职业卫生培训管理

企业的主要负责人和职业健康管理人员应当具备与本单位所从事的生产经营活动相适应的职业卫生知识和管理能力，并接受职业卫生培训。企业主要负责人、职业卫生管理人员的职业卫生培训应当包括以下主要内容：

（1）职业病防治的法律、法规、规章和国家相关职业卫生标准。

（2）职业病危害预防和控制的基本知识。

（3）职业卫生管理相关知识。

（4）国家有关职业卫生监督管理部门规定的其他内容。

企业应当对作业人员进行上岗前的职业卫生培训和在岗期间的定期的职业卫生培训，普及职业卫生知识，督促作业人员遵守职业病防治的法律、法规、规章、国家职业卫生标准和操作规程，指导劳动者正确使用职业病防护设备和个人使用的防护用品。

企业应当对职业病危害严重岗位的劳动者，进行专门的职业健康培训，经培训合格后方可上岗作业。因变更工艺、技术、设备、材料，或者岗位调整导致作业人员接触的职业病危害因素发生变化的，企业应当重新对作业人员进行上岗前的职业卫生培训。

企业应制定年度职业卫生培训计划，并将培训通知、培训教材、培训记录、考试试卷等材料，按照国家有关职业卫生监督管理部门的要求进行存档。

四、职业病危害因素监测、检测与评价

企业应当实施由专人负责的工作场所职业病危害因素日常监测，确保监测系统处于正常工作状态。同时按照国家有关职业卫生监督管理部门的规定，定期对存在职业病危害的工作场所进行危害因素的检测评价，检测评价结果应当存入企业职业卫生档案，定期向所在地有关职业卫生监督管理部门报告并向劳动者公开。企业每年至少一次委托具有相应资质的职业卫生技术服务机构进行职业病危害因素的检测评价，并将检测评价结果告知作业人员；对于在监测检测中发现的不符合国家职业卫生标准和职业卫生要求的工作场所，应当立即采取治理措施，确保其符合职业卫生环境和

条件要求；仍然达不到标准要求的，必须停止相应的作业，经治理后符合标准要求的，方可重新作业。

企业每三年至少应当进行一次职业病危害现状评价，对职业病危害现状评价报告中提出的建议和措施进行落实，并将职业病危害现状评价结果及整改情况存入本单位职业卫生档案，并向所在地有关职业卫生监督管理部门报告。

五、职业病危害事故应急管理

企业主要负责人是职业病危害事故应急管理第一责任人，对本单位职业病危害事故应急管理工作全面负责。

企业应建立与本单位职业病危害因素分布特点相适应的专（兼）职职业卫生应急救援队伍或指定专（兼）职应急救援人员，并定期组织应急救援队伍和人员进行训练。

企业应当建立健全职业病危害事故应急救援预案并定期进行应急救援演练。应急救援预案应包括救援组织、机构和人员职责、应急措施、人员撤离路线和疏散方法、事故报告途径和方式、预警设施、应急防护用品及使用指南、医疗救护等内容。

企业及其工作场所应当设立应急撤离通道，安装应急照明和警示标识，保持应急通道顺利畅通，并配备应急救援设备和相应的救援物品。应急救援设备和救援物品的配备应综合考虑工作场所的防护条件、职业病危害的理化性质等方面的因素，如防毒面具、正压式呼吸器、担架及现场止血用品等。应急救援设备及物品的存放地点应保证在发生事故时，最短的时间内能够获取，并在存放地点设置醒目的提示标识。员工必须经过培训，能够正确熟练使用应急设备和急救物品。企业应建立应急设备设施管理制度，指定专人负责经常性的维护、检修和保养，定期检测其性能和效

果，确保其处于正常状态，不得擅自拆除或者停止
使用。对于急救用品或损伤紧急处置用品，通常要
放置于急救箱内，急救箱应放置在便于劳动者取用
的地点，并有清晰的标识（图3－6）。

图3－6　急救站
提示标识

企业发生职业病危害事故时，应当立即启动事
故应急预案，采取有效措施，组织抢救，防止事故
扩大，减少人员伤亡和财产损失。同时应当及时向所在地安全生产监督管
理部门和有关部门报告。对于遭受或者可能遭受急性职业病危害的劳动
者，企业应当及时组织救治、进行健康检查和医学观察，并承担所需
费用。

职业病危害事故报告的主要内容包括：

（1）企业基本概况、事故发生的时间、地点、现场情况以及现场已
经采取的措施。

（2）事故的简要经过以及事故已经造成或者可能造成的伤亡人数
（包括下落不明的人数）和初步估计的直接经济损失。

企业应当妥善保护事故现场以及相关证据，不得破坏事故现场、毁灭
相关证据。因抢救人员、防止事故扩大，需要移动事故现场物件的，应当
做出标志，绘制现场简图并做出书面记录，妥善保存现场重要痕迹、
物证。

第四章 职业病危害个体防护
用品及其选用

本章介绍了各类职业病危害个体防护用品基本功能及其选用的基本原则，从呼吸防护用品、听力防护用品、手部与躯干防护用品以及其他类防护用品等方面，对防护用品的基本功能和选用原则进行了全面阐述。本章共有四节，第一节介绍了呼吸防护用品的基本功能和选用原则；第二节介绍了听力防护用品的基本功能和选用原则；第三节介绍了高温防护用品基本功能和选用原则；第四节介绍了其他类防护用品的基本功能和选用原则。

职业病危害个体防护用品，指作业人员在劳动中为防御物理、化学、生物等外界因素伤害而穿戴、配备以及涂抹、使用的各种物品的总称。

职业病危害个体防护用品是保护作业人员身体健康的最后一道防线，防护用品的选择正确与否是关乎身体健康的大事，必须予以高度重视。

第一节 呼吸防护用品及其选用

本节介绍了呼吸防护用品的基本功能和选用的基本原则，从呼吸防护用品的分类，呼吸防护用品过滤元件的类型级别、防尘口罩的选用、防毒面具的使用要求等方面，对呼吸防护用品的基本功能和选用原则进行了全面阐述。

一、呼吸防护用品分类

根据防护原理划分，呼吸防护用品主要分为过滤式和隔绝式两大类。

（一）过滤式呼吸防护用品

过滤式呼吸防护用品是指能把吸入的作业场所的空气，通过净化部件的吸附、吸收、催化或过滤等作用，除去其中的有害物质后作为气源供给作业人员呼吸使用的防护用品。这类呼吸防护用品又分为自吸过滤式和送风过滤式两种，由于送风过滤式呼吸防护用品在陶瓷生产企业中应用较少，现仅对常用的自吸过滤式呼吸防护用品进行介绍。自吸过滤式呼吸防护用品在使用中依靠佩戴者自主呼吸克服过滤元件阻力，属于负压呼吸器，自吸过滤式呼吸防护用品的分类与等级划分标准，通常是依据强制性国家标准《呼吸防护用品　自吸过滤式防颗粒物呼吸器》（GB 2626）规定的原则来确定，常见的有自吸过滤式防尘口罩和过滤式防毒面具。

1. 自吸过滤式防尘口罩

自吸过滤式防尘口罩用于预防和减少粉尘等颗粒物经呼吸道进入人体，不仅要起到防御作用，还要适应作业条件、劳动强度等方面的需要。自吸过滤式防尘口罩按结构分为随弃式面罩、可更换式半面罩和全面罩。全面罩在陶瓷生产企业的应用不多。

（1）随弃式面罩。也叫做"一次性防尘口罩"，可分为无呼气阀和有呼气阀两种，如图 4-1、图 4-2 所示。这种口罩没有可更换的部件，任何部件损坏或失效时应整体废弃。适

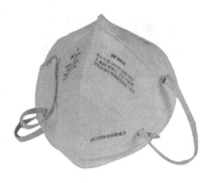

图 4-1　无呼气阀随弃式防尘口罩

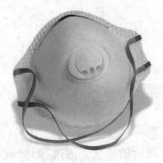

图4-2 有呼气阀随弃式
防尘口罩

合短时间在粉尘环境下使用，主要为参观、检查、学习等临时进入生产场所的人员配备。

（2）可更换式半面罩。此类口罩的过滤元件、呼气阀及头带都可以更换。过滤元件采用无味、无刺激的高效过滤材料，可以有效地隔滤和吸附极细微的粉尘，并且与人体脸部的密闭性也较好，长时间佩戴对面部压迫感较小，是目前陶瓷生产企业作业人员常用的一种防尘口罩，如图4-3所示。

（3）全面罩。全面罩覆盖使用者的口鼻和眼睛，一般为橡胶或硅胶材料，头带固定系统可调节，设置呼气阀和吸气阀，如图4-4所示。由于全面罩头带固定系统比半面罩能承受更大重量，所以允许使用较重的过滤元件，在高浓度条件下使用时间较长。此类面罩适用于高浓度粉尘作业环境。

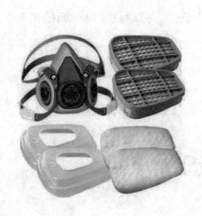

图4-3 可更换式半面罩

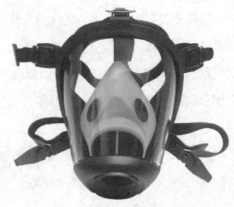

图4-4 全面罩

2. 过滤式防毒面具

一般由全面罩、过滤件和导气管组成，利用面罩与人脸面部形成密合空间，依靠佩戴者呼吸克服部件阻力，通过过滤件（滤毒罐）中吸附剂的吸附、吸收和过滤作用将外界有毒、有害气体或蒸气、颗粒物进行净化。主要配备在煤粉制备系统、化验室、化学水处理等产生有毒有害气体的工作场所，用于应急救援和自救。

过滤式防毒面具按结构不同，分为导管式和直接式。导管式防护时间较长，一般供专业人员使用，如图 4 - 5 所示。直接式的特点是体积小、重量轻、便于携带、使用简便，如图 4 - 6 所示。

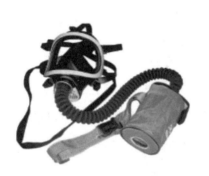
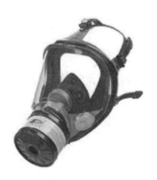

图 4 - 5　导管式防毒面具　　　图 4 - 6　直接式防毒面具

（二）隔绝式呼吸防护用品

隔绝式呼吸防护用品是指能使佩戴者呼吸器官与作业环境隔绝，靠本身携带的气源或者依靠导气管引入作业环境以外的洁净气源的呼吸防护用品，也称供气式呼吸器，分为长管呼吸器、氧气呼吸器和自给开路式压缩空气呼吸器。自给开路式压缩空气呼吸器，如图 4 - 7 所示。这种呼吸器将佩戴者呼吸器官与外界有毒有害环境完全隔绝，并自带压缩空气源，呼出的气体直接排入外部。主要用于煤粉制备系统以及产生浓烟、毒气、缺氧等环境中进行抢险、救护工作。

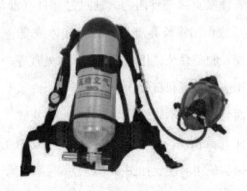

图4-7　自给开路式压缩空气呼吸器

二、过滤元件分类分级和选用

不同的防尘口罩使用的过滤材料不同，目前使用的防尘口罩大多采用内外两层无纺布，中间一层过滤布构造而成。

（一）自吸过滤式防尘口罩过滤元件分类分级及选用

1. 过滤元件分类

国家标准《呼吸防护用品——自吸过滤式防颗粒物呼吸器》（GB 2626）将过滤元件按过滤性能分为 KN 和 KP 两类，KN 类只适用于过滤非油性颗粒物，KP 适用于过滤油性和非油性颗粒物。

2. 过滤元件分级

根据过滤效率水平，过滤元件的分级见表4-1。

过滤效率是在规定检测条件下，过滤元件滤除颗粒物的百分比。用计数中位径（CMD）为（0.075±0.020）μm 的氯化钠颗粒物检测 N 类过滤元件过滤效率，用计数中位径（CMD）为（0.185±0.020）μm 的油类颗粒物（如石蜡油）检测 P 类过滤元件过滤效率。防尘口罩的过滤效率，见表 4-2。

表 4-1　自吸过滤式防尘口罩过滤元件级别

过滤元件类型	面　罩　类　别		
	随弃式面罩	可更换式半面罩	全面罩
KN 类	KN90	KN90	KN95
	KN95	KN95	KN100
	KN100	KN100	
KP 类	KP90	KP90	KP95
	KP95	KP95	KP100
	KP100	KP100	

表 4-2　自吸过滤式防尘口罩过滤效率

过滤元件类型级别	用氯化钠颗粒物检测	用油类颗粒物检测
KN90	≥90.0%	不适用
KN95	≥95.0%	
KN100	≥99.97%	
KP90	不适用	≥90.0%
KP95		≥95.0%
KP100		≥99.97%

3. 自吸过滤式防尘口罩的选用

防尘口罩的选择，原则上是参照推荐性国家标准《呼吸防护用品的选择、使用与维护》(GB/T 18664) 推荐的方法来进行。

首先对工作场所空气中粉尘的浓度进行测定，根据国家有关职业卫生标准规定的容许浓度，按式（4-1）确定危害因数。危害因数是指空气污染物浓度与国家职业卫生标准规定的容许浓度限值的比值，取整数。

$$危害因数 = \frac{空气污染物浓度}{国家职业卫生标准规定浓度} \qquad (4-1)$$

然后检测粉尘的分散度和粉尘中游离二氧化硅的含量，再根据测定的粉尘危害因数、粉尘分散度和粉尘中游离二氧化硅的含量，选择不同类型和级别的口罩。

《呼吸防护用品的选择、使用与维护》（GB/T 18664）规定，所有自吸过滤式呼吸器半面罩的指定防护因数是 10，所适用工作岗位的粉尘浓度应不超过 10 倍的国家职业卫生标准规定的容许限值（注：防护因数是指一种或一类呼吸防护用品，在适合使用者佩戴且正确使用的前提下，预期能将空气污染物浓度降低的倍数）。依据上述原则，企业应当选择指定防护因数大于危害因数的呼吸防护用品。研究表明，直径 5 μm 以下的颗粒会通过呼吸系统直接进入肺泡内，对肺部造成伤害。粉尘浓度越高，粉尘中小于 5 μm 的颗粒越多，越应选用阻尘效果越好的防尘口罩。

从防尘口罩多年的使用情况来看，正确的佩戴半面罩对防控各种粉尘危害具有明显的作用。但是，对于威胁生命的环境，如含氧量低于 18% 的缺氧环境，危害物种类、性质及浓度等未知的环境，应选择配备全面罩的隔绝式呼吸防护用品。

KN 类防尘口罩适用于各类粉尘、烟、雾等非油性颗粒物的防护，企业常用的就是这个类别。其中，过滤效率≥90.0% 的用于一般性粉尘的防护；过滤效率≥95.0% 的用于各种烟、雾及高危粉尘（如二氧化硅粉尘）的防护；过滤效率≥99.97% 的可防护各类颗粒物，对含有剧毒物质的颗粒物防护，应考虑首选这一过滤级别。

值得注意的是还有部分企业工作人员在作业过程中使用纱布口罩、普通布口罩，由于其阻尘原理是机械式过滤，只能阻隔一些粒径较大的颗粒物，小于 5 μm 的颗粒物可以从纱布的网眼中穿过进入人体。因此，纱布口罩、普通布口罩不能替代防尘口罩使用。

KP 类防尘口罩适用于各类油烟、油雾和沥青烟、焦炉烟等油性颗粒物以及非油性颗粒物的防护，若生产工艺过程中产生沥青烟、焦炉烟则需选择 KP 类防护用品。由于此类防尘口罩应用的并不广泛，只做一般性介绍了解。

结合陶瓷企业工作场所中粉尘的种类，推荐选用的防尘口罩过滤元件级别，见表 4-3。

表 4-3　推荐选用防尘口罩过滤元件级别

粉 尘 名 称	过滤级别	粉 尘 名 称	过滤级别
电焊烟尘	KN95	石膏粉尘	KN90
砂轮磨尘	KN90	铝尘与氧化铝粉尘	KN90
岩棉粉尘	KN90	石灰石粉尘	KN90
煤尘（游离 SiO_2 含量小于 10%）	KN90	矽尘（游离 SiO_2 含量 10%~50%）	KN95
矽尘（游离 SiO_2 含量 80% 以上）	KN95	矽尘（游离 SiO_2 含量 50%~80%）	KN95

（二）过滤式防毒面具过滤元件分类及选用

过滤元件按照防护的气体或蒸气的类别分类，结合陶瓷生产企业常见有毒有害气体或蒸气，对防毒过滤元件类型、标色和使用场所进行简要介绍，见表 4-4。

表 4-4　防毒过滤元件分类和标色

过滤元件类型	防护气体类型	过滤件标色	使 用 场 所
A	苯系物、三氯甲烷	褐	上防污剂
E	二氧化硫及氮氧化物	黄	喷雾干燥、烧成
CO	一氧化碳气体	白	煤粉制备、窑头、窑尾

三、呼吸防护用品的使用、维护

作业人员在使用前要仔细阅读产品说明书，并接受培训，熟悉呼吸防护用品的结构、功能和特点，掌握佩戴、气密性检查和维护的方法。

（一）自吸过滤式防尘口罩

1. 使用方法

1）随弃式防尘口罩

随弃式防尘口罩的种类较多，但佩戴方法大致相同，如图4-8所示。

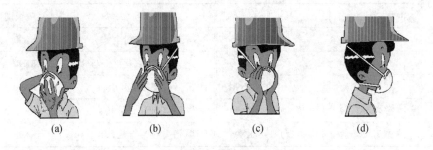

(a)　　　　(b)　　　　(c)　　　　(d)

图4-8　随弃式防尘口罩佩戴方法

佩戴方法：①佩戴口罩后调整头带或耳带位置；②按自己鼻梁的形状捏紧鼻夹；③进行气密性检查：一种是正压方法，即用双手捂住口罩边缘用力吹气，如果能感觉口罩微微隆起，说明密封良好。另一种是负压方法，即用双手捂住口罩边缘用力吸气，如口罩有塌陷感，说明密封良好。

如有密封不良情况，可重新调整口罩佩戴位置或调节鼻夹直至密封良好后才能进入工作场所。

2）可更换式半面罩

佩戴前应安装好过滤元件，并将头带调整至最松状态，方法如图4-9所示。

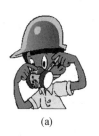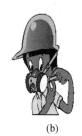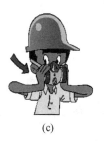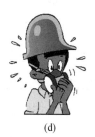

(a)　　　　　　(b)　　　　　　(c)　　　　　　(d)

图 4 - 9　可更换式半面罩佩戴方法

佩戴方法：①佩戴上面罩后首先将头带调整到适当位置；②调整颈部头带，用两手分别抓住面罩两侧，罩住口鼻部位，拉紧头带，使面罩与脸部严密贴合；③气密性检查：一种是正压方法，即用手捂住呼气阀出口，用力呼气，如感觉面罩稍隆起，说明密封良好。另一种是负压方法，即用双手掌心堵住呼吸阀体进出气口，然后吸气，如果面罩紧贴面部，无漏气即可，否则应查找原因，调整位置直至密封良好。

另外，佩戴时应注意不要让头带和头发压在面罩密合框内。使用者在佩戴面罩之前应当将自己的胡须剃刮干净。

3）全面罩

佩戴前应检查面罩是否有裂痕、污染及变形，确保头带弹性良好，方法如图 4 - 10 所示。

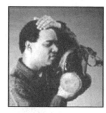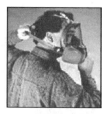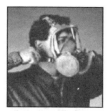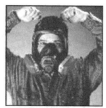

图 4 - 10　全面罩佩戴方法

佩戴方法：①先放松头带，一只手把前额的头发向后按住，一只手拿住面具朝向自己的脸部；②把面具戴到脸上并把头带拉到脑后，分别拉紧下方头带和上方头带；③进行气密性检查，先用手掌盖住滤盒或滤棉的进气部分，然后缓缓吸气，如果感觉面罩稍稍向里塌陷，说明面罩密封性良好，然后用手盖住呼气阀，缓缓呼气，如果感觉面罩稍微鼓起，但没有气体外泄，说明面罩密封性良好，如果感觉有气体从额头、眼角、下巴或其他部位泄漏，需要重新调整头带和面罩位置。

2. 维护保养

随弃式面罩的使用寿命通常为一个工作日（一般按 8 h 计算），当脏污、破损时应立即更换，不需要维护。可更换式半面罩和全面罩在使用过程中如感到呼吸阻力逐渐上升，感觉明显憋气时就必须对过滤元件进行更换。一般不主张对过滤材料进行清洗后重复使用，因为过滤材料在清洗的过程中会受到损坏，使阻尘效率下降。因此在缺少专用设备对清洗后口罩的防护性能进行重新检测的情况下，使用水洗后的防尘口罩会面临不可控的风险。

定期检查过滤元件的有效期。呼吸器及部件应在干燥、常温的环境中储存，避免日光直射，防止部件老化、变形。

（二）过滤式防毒面具

佩戴前应检查面罩是否有裂痕、污染及变形，确保密封性良好，方法如图 4 - 11 所示。

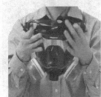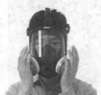

图 4 - 11　防毒面具佩戴方法

①将面罩罩在脸部，内口口鼻罩罩在嘴部和鼻子；②依次拉紧下部、鬓角部和顶部头带，使面罩直接贴紧面部皮肤；③佩戴气密性检查：一种是正压方法，即手掌捂住呼吸阀出口，缓慢呼气，面罩能轻微鼓起，且面部与面罩贴合部位不漏气为正常；一种是负压方法，即用手掌捂住滤盒进气口，用力吸气，面罩能保持轻微塌陷，且贴合部位不漏气为正常。

防毒过滤元件的使用寿命受化学物质种类及浓度、使用频率、环境温度等因素影响，必须定期检查或更换。面具及部件应在干燥、常温的环境中储存，避免日光直射，防止老化、变形。

（三）隔绝式呼吸防护用品

以自给开路式压缩空气呼吸器为例，如图 4 - 12 所示。使用前首先要对呼吸器进行检查，打开瓶阀（逆时针转动约两圈半），观察压力表读数，不小于 28 MPa 为正常，然后顺时针关闭瓶阀，轻按供气阀上按钮，缓慢释放出管路中的气体，同时观察压力表下降至 5 MPa 左右，此时发出报警声，说明报警功能良好。

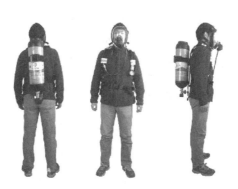

图 4 - 12　隔绝式呼吸器佩戴方法

隔绝式呼吸器佩戴步骤：

（1）双手反向抓起肩带，将呼吸器举过头顶，两手向后向下弯曲，将呼吸器落下，使左右肩带落在肩膀上。

（2）向后下方拉紧肩带，调整呼吸器处于合适的高度，插好胸带、腰带，向前收紧调整松紧适度。

（3）套上头带，将下颌扣住面罩底部，由上至下调整好松紧度，用手心将面罩的进气口堵住，深吸气感到面罩有向脸部有压迫感，说明面罩和脸部密封性良好。

（4）打开瓶阀，将供气阀插入面罩口，听到"咔嗒"声表示供气阀连接面罩到位。

使用期间应注意观察压力表，气瓶压力低于 5 MPa 时，报警笛开始鸣叫，人员应立即撤离危险区域。

空气呼吸器及其零件要清洁，避免日光直接照射，以免橡胶老化。严禁沾染油污。

第二节　听力防护用品及其选用

本节介绍了听力防护用品的基本功能和选用原则，从有关听力防护用品的分类、听力防护用品的选择、听力防护用品的正确使用等方面，对听力防护用品的基本功能和选用原则进行了全面阐述。

在考虑工程降噪措施时，由于噪声源的治理受到现有生产工艺、技术和设备的种种限制，往往是对产生的高噪声采取隔声、吸声和减振等措施进行降噪，但又常常难以达到职业卫生标准要求，而且造价也很高。根据《工业企业职工听力保护规范》的要求，当工作场所中噪声的 8 h 等效 A 声级超过 85 dB（A）时，应给职工配备有效的听力防护用品保护听力。可以说，听力防护用品是保护职工听力的最后一道防线。

一、护听器分类

护听器根据结构形式的不同，大致可分为耳塞和耳罩两大类。

（一）耳塞

耳塞是指可塞入外耳道或置于外耳道入口处的听力保护用品，能较好地封闭外耳道，衰减噪声强度，适用于 115 dB（A）以下的噪声环境。耳塞按其对噪声的衰减性能、材质和结构形式等方面来区分，种类多种多样。目前，陶瓷生产企业较为常用的是成型耳塞和圆柱形泡沫塑料耳塞。

（1）成型耳塞。耳塞由较柔软的塑料、橡胶或橡塑材料制作成多层翼片，以增加弹性和空气阻力，提高隔声效果。耳塞可做成蘑菇状、圆锥状及伞状等，如图 4 - 13 所示。

（2）圆柱形泡沫塑料耳塞。使用时将其挤压缩小后塞入外耳道，即会自行回弹填充，封闭噪声传入通道，如图 4 - 14 所示。该类耳塞不仅密封性能良好，同时还能缓冲对耳道四周皮肤的压力，对噪声的衰减高于一般成型耳塞，特别是对中、低频的声衰效果显著，适合大多数作业人员佩戴。

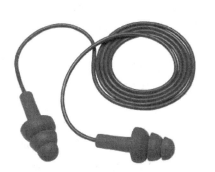

图 4 - 13 成型耳塞

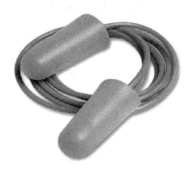

图 4 - 14 圆柱形泡沫塑料耳塞

（二）耳罩

耳罩是由压紧耳廓或围住耳廓的壳体封住耳道，降低噪声刺激的产品。耳罩对噪声的衰减量可达 10 ~ 40 dB（A），适用于噪声强度较高的作业环境。耳罩种类主要有独立使用的耳罩和配合头盔使用的耳罩，分别如图 4 - 15 和图 4 - 16 所示。

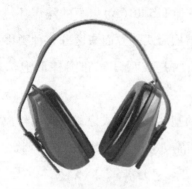
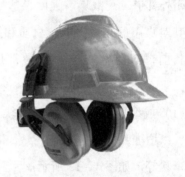

图 4 - 15　独立耳罩　　　　图 4 - 16　配合头盔使用的耳罩

耳罩降噪效果明显，但由于体积大以及佩戴时可能会与安全帽、呼吸器、防护镜等防护用品产生冲突等原因，在陶瓷行业的应用还不太普及。

二、护听器的选择

护听器的选择应当以工作场所的噪声测量为依据，测量作业人员按额定 8 h 工作日规格化的噪声暴露级 Lex. 8 h，以确定作业人员是否需要使用护听器。当 Lex. 8 h≥85 dB（A）时，作业人员应佩戴护听器进行听力保护；当 Lex. 8 h＜85 dB（A）时，若作业人员有佩戴护听器的要求时，宜为其提供合适的护听器。

护听器首先要具有较好的佩戴舒适性，高温作业环境中，从舒适度考虑，应优先选用耳塞；强噪声环境中，当单一护听器不能提供足够的噪声衰减时，也可同时佩戴耳塞和耳罩。

护听器在提供有效听力保护的同时不能影响生产作业的进行，避免保护过度导致作业人员难以接收到必要的信号或指令。佩戴护听器后的噪声强度与保护水平的关系，见表4-5。

表4-5　防护后噪声强度与保护水平的关系

防护后噪声强度/dB(A)	保 护 水 平
＞85	保护不足
80~85	可接受
75~80	好
70~75	可接受
＜70	过度保护

三、护听器的正确使用

使用护听器前应对佩戴人员进行培训，使其了解护听器的类型、性能和注意事项。

（一）耳塞的佩戴方法

先将耳廓向上提拉，使外耳道呈平直状态，然后手持耳塞柄将耳塞柄轻轻推入外耳道内部，正确佩戴方式和不正确佩戴方式，如图4-17、图4-18所示。如感觉隔声状况不好，可将耳塞缓慢转动，调试到最佳效果。

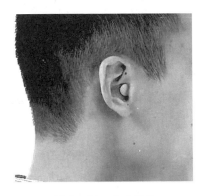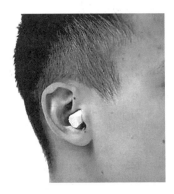

图4-17　正确佩戴　　　　图4-18　不正确佩戴

耳塞在外耳道中形成密闭状态，在取出耳塞时，切勿快速拔出，避免造成鼓膜损伤。

（二）耳罩的佩戴方法

1. 独立耳罩的佩戴

拉开耳罩并跨过头部上方，将罩杯盖在双耳上，使耳罩的软垫完全罩住耳部，并紧密贴合头部，形成稳固而舒适的配合。

2. 配合头盔使用的耳罩的佩戴

将耳罩上的插件插入安全帽上的插槽，两边金属带向内推进，从准备位置转换到使用位置，耳罩的软垫要紧密贴合头部。

第三节　高温防护用品及其选用

本节介绍了高温防护用品的基本功能和选用的基本原则，从头部防护、躯体防护、手部防护和足部防护等四个方面，对高温防护用品的基本功能和选用原则进行了全面阐述。

高温作业个体防护用品主要包括头部防护类、躯体防护类、手部防护类和足部防护类等四类防护用品。

一、头部防护类

主要是指高温防护头盔，由头罩、面罩和披肩组成，选用喷涂铝金属的织品或阻燃的帆布制作，面部用镀铝金属膜的有机玻璃做成观察窗，如图 4-19 所示。主要为窑头看火、高温物料清堵、干燥、装出窑、烧成等岗位作业人员配备，一般与防热服配合使用。

二、躯体防护类

主要包括白帆布防热服、石棉防热服和铝膜布防热服。

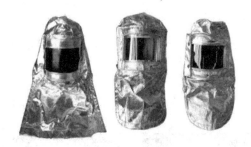

图 4 - 19　高温防护头盔

（1）白帆布防热服。用天然植物纤维织成的棉帆布、麻帆布制作，具有隔热、易弹落、耐磨、扯断强度大和透气性好等特点，用于工作场所中一般性热辐射的防护。

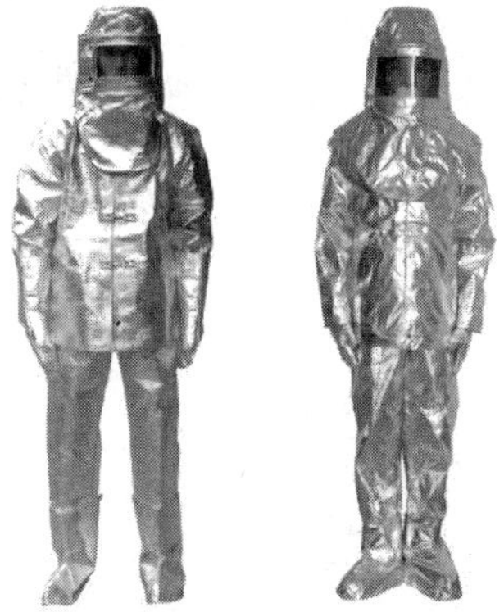

（2）石棉防热服。用少量含棉纤维的石棉布制成，对热辐射有很强的遮挡效果。但由于石棉对人体有害，在使用时很难避免被人体吸入，现在已经很少使用这种防热服。

（3）铝膜布防热服。采用抗氧化铝箔黏结复合法、表面喷涂铝粉法或薄膜真空镀铝的铝膜复合法等技术，在阻燃纯棉织物上增加反射辐射热的能力，如图 4 - 20 所示。这种防热服对热反射效率高、内有隔热里衬，接近 300 ℃ 高温时可达 1 h，500 ℃ 高温可达 30 min，在温度 800 ℃ 时距离热源 1.75 m 可达 2 min，并可瞬间接近 1000 ℃ 高温。

图 4 - 20　铝膜布防热服

三、手部防护类

主要是指耐高温手套，是由内包阻燃布的特制铝箔布、石棉布、阻燃帆布、耐火隔热毡等材料制成，如图 4 – 21、图 4 – 22 所示。如果温度在 100 ℃ 以下，皮手套和棉手套可以反复使用；如果温度在 200 ℃ 左右，使用耐热材料制成的手套会安全很多。主要为窑头看火、高温物料清堵、干燥、装出窑、烧成等岗位作业人员以及司炉工、巡检工配备。

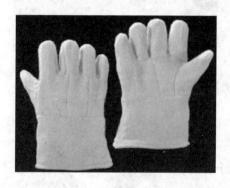
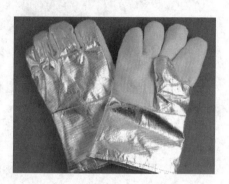

图 4 – 21　石棉布耐高温手套　　　　图 4 – 22　铝箔布耐高温手套

四、足部防护类

主要包括耐热防护鞋、耐高温防护鞋和焊接防护鞋。其中使用比较普

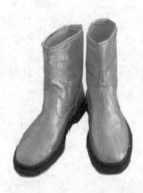

图 4 – 23　耐高温防护鞋

遍的是耐高温防护鞋，如图 4 – 23 所示，主要是防止高温物料对足部的灼烫，并在鞋内底与外底之间装有隔热层，以保护足部在高温物体表面（不超过 300 ℃）上短时间作业免受烫伤，主要为烧成、司炉以及巡检岗位作业人员配备。焊接防护鞋主要为从事电焊的作业人员配备，防止火焰、熔渣对足部造成烫伤。

高温防护用品在每次使用前应检查有无破损、离层、脱落和开线等现象，确保其完好、有效。要根据说明书中的要求，定期检查、维护，及时进行清洗。

第四节　其他类防护用品及其选用

本节介绍了其他类防护用品的基本功能和选用的基本原则，从振动防护用品及其选用、眼面部防护用品及其选用、电离辐射防护用品及其选用等三个方面，对其他类防护用品的基本功能和选用原则进行了阐述。

一、振动防护用品及其选用

振动的个体防护用品包括防振手套和防振鞋，本节主要对防振手套进行介绍。防振手套是对振动具有衰减功能的防护手套，用于防止局部受振，减弱振动向手臂的传递。主要为刮平、抛光、磨边等使用振动工具的岗位作业人员配备。防振手套的基本构造是在手掌、手指部位添加一定厚度的泡沫塑料、乳胶以及空气夹层等来有效吸收振动，如图 4－24 所示。

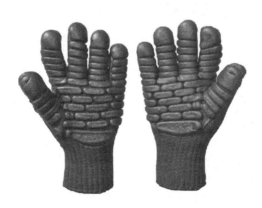

图 4－24　防振手套

需要注意的是，手套衬垫越厚，减振效果越好，但是对工具的操作性有一定影响。因此，在选择防振手套时，要在减振效果和操作性之间适当折中。选用防振手套要尺寸适当，太紧、太松都会影响减振效果，且不利于操作工具。作业前应对手套进行检查，出现破损、磨蚀的情况，应立即更换。

二、眼面部防护用品及其选用

眼面部防护用品主要用于防护固体碎屑的冲击、有害光照等有害因素

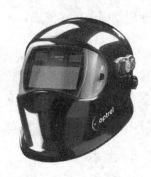

对人体面部和眼睛造成伤害，包括防护眼镜、防护眼罩、防护面屏等。本节主要对用于防护紫外线的焊接眼面护具进行介绍。

焊接眼面护具是预防紫外线伤害的防护装备，主要通过滤光片来达到防护目的，滤光片外加透明保护性镜片，起到防护冲击的作用。同时还必须具有耐高温、耐潮湿、阻燃等功能，且具有一定强度，主要

图 4-25　自动变光焊接面罩

为电焊作业人员配备。

焊接眼面护具主要包括自动变光焊接面罩、单片焊接眼罩和手持式焊接面罩图，如图 4-25、图 4-26、图 4-27 所示。

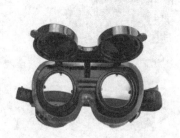

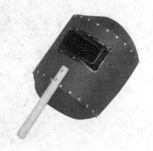

图 4-26　单片焊接眼罩　　　　图 4-27　手持式焊接面罩

使用前后应检查镜片是否有破损、缺失及变形。镜片透明度降低，影响操作时，应更换。使用中避免镜片表面刮擦，导致透明度降低。

三、电离辐射防护用品及其选用

主要为产生电离辐射的工作场所作业人员配备，包括防辐射工作服，以及配套的防护手套、防护靴、护目镜等，如图 4 - 28 所示。

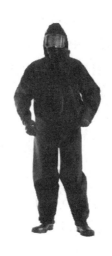

图 4 - 28　防辐射工作服

使用前必须认真检查有无破损，如有破损，严禁使用。按照说明书提供的信息对防护服进行清洗。使用中避免高温环境，金属部件应避免化学物质腐蚀。

附录一 中华人民共和国职业病防治法

（2001 年 10 月 27 日第九届全国人民代表大会常务委员会第二十四次会议通过 根据 2011 年 12 月 31 日第十一届全国人民代表大会常务委员会第二十四次会议《关于修改〈中华人民共和国职业病防治法〉的决定》第一次修正 根据 2016 年 7 月 2 日第十二届全国人民代表大会常务委员会第二十一次会议《关于修改〈中华人民共和国节约能源法〉等六部法律的决定》第二次修正 根据 2017 年 11 月 4 日第十二届全国人民代表大会常务委员会第三十次会议《关于修改〈中华人民共和国会计法〉等十一部法律的决定》第三次修正 根据 2018 年 12 月 29 日第十三届全国人民代表大会常务委员会第七次会议《关于修改〈中华人民共和国劳动法〉等七部法律的决定》第四次修正）

目　　录

第一章　总　　则

第一条　为了预防、控制和消除职业病危害，防治职业病，保护劳动者健康及其相关权益，促进经济社会发展，根据宪法，制定本法。

第二条　本法适用于中华人民共和国领域内的职业病防治活动。

本法所称职业病，是指企业、事业单位和个体经济组织等用人单位的劳动者在职业活动中，因接触粉尘、放射性物质和其他有毒、有害因素而引起的疾病。

职业病的分类和目录由国务院卫生行政部门会同国务院劳动保障行政部门制定、调整并公布。

第三条　职业病防治工作坚持预防为主、防治结合的方针，建立用人单位负责、行政机关监管、行业自律、职工参与和社会监督的机制，实行分类管理、综合治理。

第四条　劳动者依法享有职业卫生保护的权利。

用人单位应当为劳动者创造符合国家职业卫生标准和卫生要求的工作环境和条件，并采取措施保障劳动者获得职业卫生保护。

工会组织依法对职业病防治工作进行监督，维护劳动者的合法权益。用人单位制定或者修改有关职业病防治的规章制度，应当听取工会组织的意见。

第五条　用人单位应当建立、健全职业病防治责任制，加强对职业病防治的管理，提高职业病防治水平，对本单位产生的职业病危害承担责任。

第六条　用人单位的主要负责人对本单位的职业病防治工作全面负责。

第七条　用人单位必须依法参加工伤保险。

国务院和县级以上地方人民政府劳动保障行政部门应当加强对工伤保险的监督管理，确保劳动者依法享受工伤保险待遇。

第八条 国家鼓励和支持研制、开发、推广、应用有利于职业病防治和保护劳动者健康的新技术、新工艺、新设备、新材料，加强对职业病的机理和发生规律的基础研究，提高职业病防治科学技术水平；积极采用有效的职业病防治技术、工艺、设备、材料；限制使用或者淘汰职业病危害严重的技术、工艺、设备、材料。

国家鼓励和支持职业病医疗康复机构的建设。

第九条 国家实行职业卫生监督制度。

国务院卫生行政部门、劳动保障行政部门依照本法和国务院确定的职责，负责全国职业病防治的监督管理工作。国务院有关部门在各自的职责范围内负责职业病防治的有关监督管理工作。

县级以上地方人民政府卫生行政部门、劳动保障行政部门依据各自职责，负责本行政区域内职业病防治的监督管理工作。县级以上地方人民政府有关部门在各自的职责范围内负责职业病防治的有关监督管理工作。

县级以上人民政府卫生行政部门、劳动保障行政部门（以下统称职业卫生监督管理部门）应当加强沟通，密切配合，按照各自职责分工，依法行使职权，承担责任。

第十条 国务院和县级以上地方人民政府应当制定职业病防治规划，将其纳入国民经济和社会发展计划，并组织实施。

县级以上地方人民政府统一负责、领导、组织、协调本行政区域的职业病防治工作，建立健全职业病防治工作体制、机制，统一领导、指挥职业卫生突发事件应对工作；加强职业病防治能力建设和服务体系建设，完善、落实职业病防治工作责任制。

乡、民族乡、镇的人民政府应当认真执行本法，支持职业卫生监督管理部门依法履行职责。

第十一条　县级以上人民政府职业卫生监督管理部门应当加强对职业病防治的宣传教育，普及职业病防治的知识，增强用人单位的职业病防治观念，提高劳动者的职业健康意识、自我保护意识和行使职业卫生保护权利的能力。

第十二条　有关防治职业病的国家职业卫生标准，由国务院卫生行政部门组织制定并公布。

国务院卫生行政部门应当组织开展重点职业病监测和专项调查，对职业健康风险进行评估，为制定职业卫生标准和职业病防治政策提供科学依据。

县级以上地方人民政府卫生行政部门应当定期对本行政区域的职业病防治情况进行统计和调查分析。

第十三条　任何单位和个人有权对违反本法的行为进行检举和控告。有关部门收到相关的检举和控告后，应当及时处理。

对防治职业病成绩显著的单位和个人，给予奖励。

第二章　前　期　预　防

第十四条　用人单位应当依照法律、法规要求，严格遵守国家职业卫生标准，落实职业病预防措施，从源头上控制和消除职业病危害。

第十五条　产生职业病危害的用人单位的设立除应当符合法律、行政法规规定的设立条件外，其工作场所还应当符合下列职业卫生要求：

（一）职业病危害因素的强度或者浓度符合国家职业卫生标准；

（二）有与职业病危害防护相适应的设施；

（三）生产布局合理，符合有害与无害作业分开的原则；

（四）有配套的更衣间、洗浴间、孕妇休息间等卫生设施；

（五）设备、工具、用具等设施符合保护劳动者生理、心理健康的要求；

（六）法律、行政法规和国务院卫生行政部门关于保护劳动者健康的其他要求。

第十六条　国家建立职业病危害项目申报制度。

用人单位工作场所存在职业病目录所列职业病的危害因素的，应当及时、如实向所在地卫生行政部门申报危害项目，接受监督。

职业病危害因素分类目录由国务院卫生行政部门制定、调整并公布。职业病危害项目申报的具体办法由国务院卫生行政部门制定。

第十七条　新建、扩建、改建建设项目和技术改造、技术引进项目（以下统称建设项目）可能产生职业病危害的，建设单位在可行性论证阶段应当进行职业病危害预评价。

医疗机构建设项目可能产生放射性职业病危害的，建设单位应当向卫生行政部门提交放射性职业病危害预评价报告。卫生行政部门应当自收到预评价报告之日起三十日内，作出审核决定并书面通知建设单位。未提交预评价报告或者预评价报告未经卫生行政部门审核同意的，不得开工建设。

职业病危害预评价报告应当对建设项目可能产生的职业病危害因素及其对工作场所和劳动者健康的影响作出评价，确定危害类别和职业病防护措施。

建设项目职业病危害分类管理办法由国务院卫生行政部门制定。

第十八条　建设项目的职业病防护设施所需费用应当纳入建设项目工程预算，并与主体工程同时设计，同时施工，同时投入生产和使用。

建设项目的职业病防护设施设计应当符合国家职业卫生标准和卫生要求；其中，医疗机构放射性职业病危害严重的建设项目的防护设施设计，应当经卫生行政部门审查同意后,方可施工。

建设项目在竣工验收前,建设单位应当进行职业病危害控制效果评价。

医疗机构可能产生放射性职业病危害的建设项目竣工验收时,其放射性职业病防护设施经卫生行政部门验收合格后,方可投入使用;其他建设项目的职业病防护设施应当由建设单位负责依法组织验收,验收合格后,方可投入生产和使用。卫生行政部门应当加强对建设单位组织的验收活动和验收结果的监督核查。

第十九条 国家对从事放射性、高毒、高危粉尘等作业实行特殊管理。具体管理办法由国务院制定。

第三章 劳动过程中的防护与管理

第二十条 用人单位应当采取下列职业病防治管理措施:

(一)设置或者指定职业卫生管理机构或者组织,配备专职或者兼职的职业卫生管理人员,负责本单位的职业病防治工作;

(二)制定职业病防治计划和实施方案;

(三)建立、健全职业卫生管理制度和操作规程;

(四)建立、健全职业卫生档案和劳动者健康监护档案;

(五)建立、健全工作场所职业病危害因素监测及评价制度;

(六)建立、健全职业病危害事故应急救援预案。

第二十一条 用人单位应当保障职业病防治所需的资金投入,不得挤占、挪用,并对因资金投入不足导致的后果承担责任。

第二十二条 用人单位必须采用有效的职业病防护设施,并为劳动者提供个人使用的职业病防护用品。

用人单位为劳动者个人提供的职业病防护用品必须符合防治职业病的要求;不符合要求的,不得使用。

第二十三条　用人单位应当优先采用有利于防治职业病和保护劳动者健康的新技术、新工艺、新设备、新材料，逐步替代职业病危害严重的技术、工艺、设备、材料。

第二十四条　产生职业病危害的用人单位，应当在醒目位置设置公告栏，公布有关职业病防治的规章制度、操作规程、职业病危害事故应急救援措施和工作场所职业病危害因素检测结果。

对产生严重职业病危害的作业岗位，应当在其醒目位置，设置警示标识和中文警示说明。警示说明应当载明产生职业病危害的种类、后果、预防以及应急救治措施等内容。

第二十五条　对可能发生急性职业损伤的有毒、有害工作场所，用人单位应当设置报警装置，配置现场急救用品、冲洗设备、应急撤离通道和必要的泄险区。

对放射工作场所和放射性同位素的运输、贮存，用人单位必须配置防护设备和报警装置，保证接触放射线的工作人员佩戴个人剂量计。

对职业病防护设备、应急救援设施和个人使用的职业病防护用品，用人单位应当进行经常性的维护、检修，定期检测其性能和效果，确保其处于正常状态，不得擅自拆除或者停止使用。

第二十六条　用人单位应当实施由专人负责的职业病危害因素日常监测，并确保监测系统处于正常运行状态。

用人单位应当按照国务院卫生行政部门的规定，定期对工作场所进行职业病危害因素检测、评价。检测、评价结果存入用人单位职业卫生档案，定期向所在地卫生行政部门报告并向劳动者公布。

职业病危害因素检测、评价由依法设立的取得国务院卫生行政部门或者设区的市级以上地方人民政府卫生行政部门按照职责分工给予资质认可的职业卫生技术服务机构进行。职业卫生技术服务机构所作检测、评价应当客观、真实。

发现工作场所职业病危害因素不符合国家职业卫生标准和卫生要求时，用人单位应当立即采取相应治理措施，仍然达不到国家职业卫生标准和卫生要求的，必须停止存在职业病危害因素的作业；职业病危害因素经治理后，符合国家职业卫生标准和卫生要求的，方可重新作业。

第二十七条　职业卫生技术服务机构依法从事职业病危害因素检测、评价工作，接受卫生行政部门的监督检查。卫生行政部门应当依法履行监督职责。

第二十八条　向用人单位提供可能产生职业病危害的设备的，应当提供中文说明书，并在设备的醒目位置设置警示标识和中文警示说明。警示说明应当载明设备性能、可能产生的职业病危害、安全操作和维护注意事项、职业病防护以及应急救治措施等内容。

第二十九条　向用人单位提供可能产生职业病危害的化学品、放射性同位素和含有放射性物质的材料的，应当提供中文说明书。说明书应当载明产品特性、主要成份、存在的有害因素、可能产生的危害后果、安全使用注意事项、职业病防护以及应急救治措施等内容。产品包装应当有醒目的警示标识和中文警示说明。贮存上述材料的场所应当在规定的部位设置危险物品标识或者放射性警示标识。

国内首次使用或者首次进口与职业病危害有关的化学材料，使用单位或者进口单位按照国家规定经国务院有关部门批准后，应当向国务院卫生行政部门报送该化学材料的毒性鉴定以及经有关部门登记注册或者批准进口的文件等资料。

进口放射性同位素、射线装置和含有放射性物质的物品的，按照国家有关规定办理。

第三十条　任何单位和个人不得生产、经营、进口和使用国家明令禁止使用的可能产生职业病危害的设备或者材料。

第三十一条 任何单位和个人不得将产生职业病危害的作业转移给不具备职业病防护条件的单位和个人。不具备职业病防护条件的单位和个人不得接受产生职业病危害的作业。

第三十二条 用人单位对采用的技术、工艺、设备、材料,应当知悉其产生的职业病危害,对有职业病危害的技术、工艺、设备、材料隐瞒其危害而采用的,对所造成的职业病危害后果承担责任。

第三十三条 用人单位与劳动者订立劳动合同(含聘用合同,下同)时,应当将工作过程中可能产生的职业病危害及其后果、职业病防护措施和待遇等如实告知劳动者,并在劳动合同中写明,不得隐瞒或者欺骗。

劳动者在已订立劳动合同期间因工作岗位或者工作内容变更,从事与所订立劳动合同中未告知的存在职业病危害的作业时,用人单位应当依照前款规定,向劳动者履行如实告知的义务,并协商变更原劳动合同相关条款。

用人单位违反前两款规定的,劳动者有权拒绝从事存在职业病危害的作业,用人单位不得因此解除与劳动者所订立的劳动合同。

第三十四条 用人单位的主要负责人和职业卫生管理人员应当接受职业卫生培训,遵守职业病防治法律、法规,依法组织本单位的职业病防治工作。

用人单位应当对劳动者进行上岗前的职业卫生培训和在岗期间的定期职业卫生培训,普及职业卫生知识,督促劳动者遵守职业病防治法律、法规、规章和操作规程,指导劳动者正确使用职业病防护设备和个人使用的职业病防护用品。

劳动者应当学习和掌握相关的职业卫生知识,增强职业病防范意识,遵守职业病防治法律、法规、规章和操作规程,正确使用、维护职业病防护设备和个人使用的职业病防护用品，发现职业病危害事故隐患应当及时报告。

劳动者不履行前款规定义务的，用人单位应当对其进行教育。

第三十五条 对从事接触职业病危害的作业的劳动者，用人单位应当按照国务院卫生行政部门的规定组织上岗前、在岗期间和离岗时的职业健康检查，并将检查结果书面告知劳动者。职业健康检查费用由用人单位承担。

用人单位不得安排未经上岗前职业健康检查的劳动者从事接触职业病危害的作业；不得安排有职业禁忌的劳动者从事其所禁忌的作业；对在职业健康检查中发现有与所从事的职业相关的健康损害的劳动者，应当调离原工作岗位，并妥善安置；对未进行离岗前职业健康检查的劳动者不得解除或者终止与其订立的劳动合同。

职业健康检查应当由取得《医疗机构执业许可证》的医疗卫生机构承担。卫生行政部门应当加强对职业健康检查工作的规范管理，具体管理办法由国务院卫生行政部门制定。

第三十六条 用人单位应当为劳动者建立职业健康监护档案，并按照规定的期限妥善保存。

职业健康监护档案应当包括劳动者的职业史、职业病危害接触史、职业健康检查结果和职业病诊疗等有关个人健康资料。

劳动者离开用人单位时，有权索取本人职业健康监护档案复印件，用人单位应当如实、无偿提供，并在所提供的复印件上签章。

第三十七条 发生或者可能发生急性职业病危害事故时，用人单位应当立即采取应急救援和控制措施，并及时报告所在地卫生行政部门和有关部门。卫生行政部门接到报告后，应当及时会同有关部门组织调查处理；必要时，可以采取临时控制措施。卫生行政部门应当组织做好医疗救治工作。

对遭受或者可能遭受急性职业病危害的劳动者，用人单位应当及时组织救治、进行健康检查和医学观察，所需费用由用人单位承担。

第三十八条　用人单位不得安排未成年工从事接触职业病危害的作业；不得安排孕期、哺乳期的女职工从事对本人和胎儿、婴儿有危害的作业。

第三十九条　劳动者享有下列职业卫生保护权利：

（一）获得职业卫生教育、培训；

（二）获得职业健康检查、职业病诊疗、康复等职业病防治服务；

（三）了解工作场所产生或者可能产生的职业病危害因素、危害后果和应当采取的职业病防护措施；

（四）要求用人单位提供符合防治职业病要求的职业病防护设施和个人使用的职业病防护用品，改善工作条件；

（五）对违反职业病防治法律、法规以及危及生命健康的行为提出批评、检举和控告；

（六）拒绝违章指挥和强令进行没有职业病防护措施的作业；

（七）参与用人单位职业卫生工作的民主管理，对职业病防治工作提出意见和建议。

用人单位应当保障劳动者行使前款所列权利。因劳动者依法行使正当权利而降低其工资、福利等待遇或者解除、终止与其订立的劳动合同的，其行为无效。

第四十条　工会组织应当督促并协助用人单位开展职业卫生宣传教育和培训，有权对用人单位的职业病防治工作提出意见和建议，依法代表劳动者与用人单位签订劳动安全卫生专项集体合同，与用人单位就劳动者反映的有关职业病防治的问题进行协调并督促解决。

工会组织对用人单位违反职业病防治法律、法规，侵犯劳动者合法权益的行为，有权要求纠正；产生严重职业病危害时，有权要求采取防护措施，或者向政府有关部门建议采取强制性措施；发生职业病危害事故时，有权参与事故调查处理；发现危及劳动者生命健康的情形时，有权向用人单位建议组织劳动者撤离危险现场，用人单位应当立即作出处理。

第四十一条　用人单位按照职业病防治要求，用于预防和治理职业病危害、工作场所卫生检测、健康监护和职业卫生培训等费用，按照国家有关规定，在生产成本中据实列支。

第四十二条　职业卫生监督管理部门应当按照职责分工，加强对用人单位落实职业病防护管理措施情况的监督检查，依法行使职权，承担责任。

第四章　职业病诊断与职业病病人保障

第四十三条　职业病诊断应当由取得《医疗机构执业许可证》的医疗卫生机构承担。卫生行政部门应当加强对职业病诊断工作的规范管理，具体管理办法由国务院卫生行政部门制定。

承担职业病诊断的医疗卫生机构还应当具备下列条件：

（一）具有与开展职业病诊断相适应的医疗卫生技术人员；

（二）具有与开展职业病诊断相适应的仪器、设备；

（三）具有健全的职业病诊断质量管理制度。

承担职业病诊断的医疗卫生机构不得拒绝劳动者进行职业病诊断的要求。

第四十四条　劳动者可以在用人单位所在地、本人户籍所在地或者经常居住地依法承担职业病诊断的医疗卫生机构进行职业病诊断。

第四十五条　职业病诊断标准和职业病诊断、鉴定办法由国务院卫生行政部门制定。职业病伤残等级的鉴定办法由国务院劳动保障行政部门会同国务院卫生行政部门制定。

第四十六条 职业病诊断，应当综合分析下列因素：

（一）病人的职业史；

（二）职业病危害接触史和工作场所职业病危害因素情况；

（三）临床表现以及辅助检查结果等。

没有证据否定职业病危害因素与病人临床表现之间的必然联系的，应当诊断为职业病。

职业病诊断证明书应当由参与诊断的取得职业病诊断资格的执业医师签署，并经承担职业病诊断的医疗卫生机构审核盖章。

第四十七条 用人单位应当如实提供职业病诊断、鉴定所需的劳动者职业史和职业病危害接触史、工作场所职业病危害因素检测结果等资料；卫生行政部门应当监督检查和督促用人单位提供上述资料；劳动者和有关机构也应当提供与职业病诊断、鉴定有关的资料。

职业病诊断、鉴定机构需要了解工作场所职业病危害因素情况时，可以对工作场所进行现场调查，也可以向卫生行政部门提出，卫生行政部门应当在十日内组织现场调查。用人单位不得拒绝、阻挠。

第四十八条 职业病诊断、鉴定过程中，用人单位不提供工作场所职业病危害因素检测结果等资料的，诊断、鉴定机构应当结合劳动者的临床表现、辅助检查结果和劳动者的职业史、职业病危害接触史，并参考劳动者的自述、卫生行政部门提供的日常监督检查信息等，作出职业病诊断、鉴定结论。

劳动者对用人单位提供的工作场所职业病危害因素检测结果等资料有异议，或者因劳动者的用人单位解散、破产，无用人单位提供上述资料的，诊断、鉴定机构应当提请卫生行政部门进行调查，卫生行政部门应当自接到申请之日起三十日内对存在异议的资料或者工作场所职业病危害因素情况作出判定；有关部门应当配合。

第四十九条 职业病诊断、鉴定过程中，在确认劳动者职业史、职业病危害接触史时，当事人对劳动关系、工种、工作岗位或者在岗时间有争议的，可以向当地的劳动人事争议仲裁委员会申请仲裁；接到申请的劳动人事争议仲裁委员会应当受理，并在三十日内作出裁决。

当事人在仲裁过程中对自己提出的主张，有责任提供证据。劳动者无法提供由用人单位掌握管理的与仲裁主张有关的证据的，仲裁庭应当要求用人单位在指定期限内提供；用人单位在指定期限内不提供的，应当承担不利后果。

劳动者对仲裁裁决不服的，可以依法向人民法院提起诉讼。

用人单位对仲裁裁决不服的，可以在职业病诊断、鉴定程序结束之日起十五日内依法向人民法院提起诉讼；诉讼期间，劳动者的治疗费用按照职业病待遇规定的途径支付。

第五十条 用人单位和医疗卫生机构发现职业病病人或者疑似职业病病人时，应当及时向所在地卫生行政部门报告。确诊为职业病的，用人单位还应当向所在地劳动保障行政部门报告。接到报告的部门应当依法作出处理。

第五十一条 县级以上地方人民政府卫生行政部门负责本行政区域内的职业病统计报告的管理工作，并按照规定上报。

第五十二条 当事人对职业病诊断有异议的，可以向作出诊断的医疗卫生机构所在地地方人民政府卫生行政部门申请鉴定。

职业病诊断争议由设区的市级以上地方人民政府卫生行政部门根据当事人的申请，组织职业病诊断鉴定委员会进行鉴定。

当事人对设区的市级职业病诊断鉴定委员会的鉴定结论不服的，可以向省、自治区、直辖市人民政府卫生行政部门申请再鉴定。

第五十三条　职业病诊断鉴定委员会由相关专业的专家组成。

省、自治区、直辖市人民政府卫生行政部门应当设立相关的专家库，需要对职业病争议作出诊断鉴定时，由当事人或者当事人委托有关卫生行政部门从专家库中以随机抽取的方式确定参加诊断鉴定委员会的专家。

职业病诊断鉴定委员会应当按照国务院卫生行政部门颁布的职业病诊断标准和职业病诊断、鉴定办法进行职业病诊断鉴定，向当事人出具职业病诊断鉴定书。职业病诊断、鉴定费用由用人单位承担。

第五十四条　职业病诊断鉴定委员会组成人员应当遵守职业道德，客观、公正地进行诊断鉴定，并承担相应的责任。职业病诊断鉴定委员会组成人员不得私下接触当事人，不得收受当事人的财物或者其他好处，与当事人有利害关系的，应当回避。

人民法院受理有关案件需要进行职业病鉴定时，应当从省、自治区、直辖市人民政府卫生行政部门依法设立的相关的专家库中选取参加鉴定的专家。

第五十五条　医疗卫生机构发现疑似职业病病人时，应当告知劳动者本人并及时通知用人单位。

用人单位应当及时安排对疑似职业病病人进行诊断；在疑似职业病病人诊断或者医学观察期间，不得解除或者终止与其订立的劳动合同。

疑似职业病病人在诊断、医学观察期间的费用，由用人单位承担。

第五十六条　用人单位应当保障职业病病人依法享受国家规定的职业病待遇。

用人单位应当按照国家有关规定，安排职业病病人进行治疗、康复和定期检查。

用人单位对不适宜继续从事原工作的职业病病人，应当调离原岗位，并妥善安置。

用人单位对从事接触职业病危害的作业的劳动者，应当给予适当岗位津贴。

第五十七条 职业病病人的诊疗、康复费用，伤残以及丧失劳动能力的职业病病人的社会保障，按照国家有关工伤保险的规定执行。

第五十八条 职业病病人除依法享有工伤保险外，依照有关民事法律，尚有获得赔偿的权利的，有权向用人单位提出赔偿要求。

第五十九条 劳动者被诊断患有职业病，但用人单位没有依法参加工伤保险的，其医疗和生活保障由该用人单位承担。

第六十条 职业病病人变动工作单位，其依法享有的待遇不变。

用人单位在发生分立、合并、解散、破产等情形时，应当对从事接触职业病危害的作业的劳动者进行健康检查，并按照国家有关规定妥善安置职业病病人。

第六十一条 用人单位已经不存在或者无法确认劳动关系的职业病病人，可以向地方人民政府医疗保障、民政部门申请医疗救助和生活等方面的救助。

地方各级人民政府应当根据本地区的实际情况，采取其他措施，使前款规定的职业病病人获得医疗救治。

第五章 监 督 检 查

第六十二条 县级以上人民政府职业卫生监督管理部门依照职业病防治法律、法规、国家职业卫生标准和卫生要求，依据职责划分，对职业病防治工作进行监督检查。

第六十三条 卫生行政部门履行监督检查职责时，有权采取下列措施：

（一）进入被检查单位和职业病危害现场，了解情况，调查取证；

（二）查阅或者复制与违反职业病防治法律、法规的行为有关的资料和采集样品；

（三）责令违反职业病防治法律、法规的单位和个人停止违法行为。

第六十四条　发生职业病危害事故或者有证据证明危害状态可能导致职业病危害事故发生时，卫生行政部门可以采取下列临时控制措施：

（一）责令暂停导致职业病危害事故的作业；

（二）封存造成职业病危害事故或者可能导致职业病危害事故发生的材料和设备；

（三）组织控制职业病危害事故现场。

在职业病危害事故或者危害状态得到有效控制后，卫生行政部门应当及时解除控制措施。

第六十五条　职业卫生监督执法人员依法执行职务时，应当出示监督执法证件。

职业卫生监督执法人员应当忠于职守，秉公执法，严格遵守执法规范；涉及用人单位的秘密的，应当为其保密。

第六十六条　职业卫生监督执法人员依法执行职务时，被检查单位应当接受检查并予以支持配合，不得拒绝和阻碍。

第六十七条　卫生行政部门及其职业卫生监督执法人员履行职责时，不得有下列行为：

（一）对不符合法定条件的，发给建设项目有关证明文件、资质证明文件或者予以批准；

（二）对已经取得有关证明文件的，不履行监督检查职责；

（三）发现用人单位存在职业病危害的，可能造成职业病危害事故，不及时依法采取控制措施；

（四）其他违反本法的行为。

第六十八条 职业卫生监督执法人员应当依法经过资格认定。

职业卫生监督管理部门应当加强队伍建设，提高职业卫生监督执法人员的政治、业务素质，依照本法和其他有关法律、法规的规定，建立、健全内部监督制度，对其工作人员执行法律、法规和遵守纪律的情况，进行监督检查。

第六章 法 律 责 任

第六十九条 建设单位违反本法规定，有下列行为之一的，由卫生行政部门给予警告，责令限期改正；逾期不改正的，处十万元以上五十万元以下的罚款；情节严重的，责令停止产生职业病危害的作业，或者提请有关人民政府按照国务院规定的权限责令停建、关闭：

（一）未按照规定进行职业病危害预评价的；

（二）医疗机构可能产生放射性职业病危害的建设项目未按照规定提交放射性职业病危害预评价报告，或者放射性职业病危害预评价报告未经卫生行政部门审核同意，开工建设的；

（三）建设项目的职业病防护设施未按照规定与主体工程同时设计、同时施工、同时投入生产和使用的；

（四）建设项目的职业病防护设施设计不符合国家职业卫生标准和卫生要求，或者医疗机构放射性职业病危害严重的建设项目的防护设施设计未经卫生行政部门审查同意擅自施工的；

（五）未按照规定对职业病防护设施进行职业病危害控制效果评价的；

（六）建设项目竣工投入生产和使用前，职业病防护设施未按照规定验收合格的。

第七十条　违反本法规定，有下列行为之一的，由卫生行政部门给予警告，责令限期改正；逾期不改正的，处十万元以下的罚款：

（一）工作场所职业病危害因素检测、评价结果没有存档、上报、公布的；

（二）未采取本法第二十条规定的职业病防治管理措施的；

（三）未按照规定公布有关职业病防治的规章制度、操作规程、职业病危害事故应急救援措施的；

（四）未按照规定组织劳动者进行职业卫生培训，或者未对劳动者个人职业病防护采取指导、督促措施的；

（五）国内首次使用或者首次进口与职业病危害有关的化学材料，未按照规定报送毒性鉴定资料以及经有关部门登记注册或者批准进口的文件的。

第七十一条　用人单位违反本法规定，有下列行为之一的，由卫生行政部门责令限期改正，给予警告，可以并处五万元以上十万元以下的罚款：

（一）未按照规定及时、如实向卫生行政部门申报产生职业病危害的项目的；

（二）未实施由专人负责的职业病危害因素日常监测，或者监测系统不能正常监测的；

（三）订立或者变更劳动合同时，未告知劳动者职业病危害真实情况的；

（四）未按照规定组织职业健康检查、建立职业健康监护档案或者未将检查结果书面告知劳动者的；

（五）未依照本法规定在劳动者离开用人单位时提供职业健康监护档案复印件的。

第七十二条　用人单位违反本法规定，有下列行为之一的，由卫生行政部门给予警告，责令限期改正，逾期不改正的，处五万元以上二十万元以下的罚款；情节严重的，责令停止产生职业病危害的作业，或者提请有关人民政府按照国务院规定的权限责令关闭：

（一）工作场所职业病危害因素的强度或者浓度超过国家职业卫生标准的；

（二）未提供职业病防护设施和个人使用的职业病防护用品，或者提供的职业病防护设施和个人使用的职业病防护用品不符合国家职业卫生标准和卫生要求的；

（三）对职业病防护设备、应急救援设施和个人使用的职业病防护用品未按照规定进行维护、检修、检测，或者不能保持正常运行、使用状态的；

（四）未按照规定对工作场所职业病危害因素进行检测、评价的；

（五）工作场所职业病危害因素经治理仍然达不到国家职业卫生标准和卫生要求时，未停止存在职业病危害因素的作业的；

（六）未按照规定安排职业病病人、疑似职业病病人进行诊治的；

（七）发生或者可能发生急性职业病危害事故时，未立即采取应急救援和控制措施或者未按照规定及时报告的；

（八）未按照规定在产生严重职业病危害的作业岗位醒目位置设置警示标识和中文警示说明的；

（九）拒绝职业卫生监督管理部门监督检查的；

（十）隐瞒、伪造、篡改、毁损职业健康监护档案、工作场所职业病危害因素检测评价结果等相关资料，或者拒不提供职业病诊断、鉴定所需资料的；

（十一）未按照规定承担职业病诊断、鉴定费用和职业病病人的医疗、生活保障费用的。

第七十三条　向用人单位提供可能产生职业病危害的设备、材料，未按照规定提供中文说明书或者设置警示标识和中文警示说明的，由卫生行政部门责令限期改正，给予警告，并处五万元以上二十万元以下的罚款。

第七十四条　用人单位和医疗卫生机构未按照规定报告职业病、疑似职业病的，由有关主管部门依据职责分工责令限期改正，给予警告，可以并处一万元以下的罚款；弄虚作假的，并处二万元以上五万元以下的罚款；对直接负责的主管人员和其他直接责任人员，可以依法给予降级或者撤职的处分。

第七十五条　违反本法规定，有下列情形之一的，由卫生行政部门责令限期治理，并处五万元以上三十万元以下的罚款；情节严重的，责令停止产生职业病危害的作业，或者提请有关人民政府按照国务院规定的权限责令关闭：

（一）隐瞒技术、工艺、设备、材料所产生的职业病危害而采用的；

（二）隐瞒本单位职业卫生真实情况的；

（三）可能发生急性职业损伤的有毒、有害工作场所、放射工作场所或者放射性同位素的运输、贮存不符合本法第二十五条规定的；

（四）使用国家明令禁止使用的可能产生职业病危害的设备或者材料的；

（五）将产生职业病危害的作业转移给没有职业病防护条件的单位和个人，或者没有职业病防护条件的单位和个人接受产生职业病危害的作业的；

（六）擅自拆除、停止使用职业病防护设备或者应急救援设施的；

（七）安排未经职业健康检查的劳动者、有职业禁忌的劳动者、未成年工或者孕期、哺乳期女职工从事接触职业病危害的作业或者禁忌作业的；

（八）违章指挥和强令劳动者进行没有职业病防护措施的作业的。

第七十六条　生产、经营或者进口国家明令禁止使用的可能产生职业病危害的设备或者材料的，依照有关法律、行政法规的规定给予处罚。

第七十七条　用人单位违反本法规定，已经对劳动者生命健康造成严重损害的，由卫生行政部门责令停止产生职业病危害的作业，或者提请有关人民政府按照国务院规定的权限责令关闭，并处十万元以上五十万元以下的罚款。

第七十八条　用人单位违反本法规定，造成重大职业病危害事故或者其他严重后果，构成犯罪的，对直接负责的主管人员和其他直接责任人员，依法追究刑事责任。

第七十九条　未取得职业卫生技术服务资质认可擅自从事职业卫生技术服务的，由卫生行政部门责令立即停止违法行为，没收违法所得；违法所得五千元以上的，并处违法所得二倍以上十倍以下的罚款；没有违法所得或者违法所得不足五千元的，并处五千元以上五万元以下的罚款；情节严重的，对直接负责的主管人员和其他直接责任人员，依法给予降级、撤职或者开除的处分。

第八十条　从事职业卫生技术服务的机构和承担职业病诊断的医疗卫生机构违反本法规定，有下列行为之一的，由卫生行政部门责令立即停止违法行为，给予警告，没收违法所得；违法所得五千元以上的，并处违法所得二倍以上五倍以下的罚款；没有违法所得或者违法所得不足五千元的，并处五千元以上二万元以下的罚款；情节严重的，由原认可或者登记机关取消其相应的资格；对直接负责的主管人员和其他直接责任人员，依法给予降级、撤职或者开除的处分；构成犯罪的，依法追究刑事责任：

（一）超出资质认可或者诊疗项目登记范围从事职业卫生技术服务或

者职业病诊断的；

（二）不按照本法规定履行法定职责的；

（三）出具虚假证明文件的。

第八十一条　职业病诊断鉴定委员会组成人员收受职业病诊断争议当事人的财物或者其他好处的，给予警告，没收收受的财物，可以并处三千元以上五万元以下的罚款，取消其担任职业病诊断鉴定委员会组成人员的资格，并从省、自治区、直辖市人民政府卫生行政部门设立的专家库中予以除名。

第八十二条　卫生行政部门不按照规定报告职业病和职业病危害事故的，由上一级行政部门责令改正，通报批评，给予警告；虚报、瞒报的，对单位负责人、直接负责的主管人员和其他直接责任人员依法给予降级、撤职或者开除的处分。

第八十三条　县级以上地方人民政府在职业病防治工作中未依照本法履行职责，本行政区域出现重大职业病危害事故、造成严重社会影响的，依法对直接负责的主管人员和其他直接责任人员给予记大过直至开除的处分。

县级以上人民政府职业卫生监督管理部门不履行本法规定的职责，滥用职权、玩忽职守、徇私舞弊，依法对直接负责的主管人员和其他直接责任人员给予记大过或者降级的处分；造成职业病危害事故或者其他严重后果的，依法给予撤职或者开除的处分。

第八十四条　违反本法规定，构成犯罪的，依法追究刑事责任。

第七章　附　　则

第八十五条　本法下列用语的含义：

职业病危害，是指对从事职业活动的劳动者可能导致职业病的各种危害。职业病危害因素包括：职业活动中存在的各种有害的化学、物理、生物因素以及在作业过程中产生的其他职业有害因素。

职业禁忌，是指劳动者从事特定职业或者接触特定职业病危害因素时，比一般职业人群更易于遭受职业病危害和罹患职业病或者可能导致原有自身疾病病情加重，或者在从事作业过程中诱发可能导致对他人生命健康构成危险的疾病的个人特殊生理或者病理状态。

第八十六条　本法第二条规定的用人单位以外的单位，产生职业病危害的，其职业病防治活动可以参照本法执行。

劳务派遣用工单位应当履行本法规定的用人单位的义务。

中国人民解放军参照执行本法的办法，由国务院、中央军事委员会制定。

第八十七条　对医疗机构放射性职业病危害控制的监督管理，由卫生行政部门依照本法的规定实施。

第八十八条　本法自 2002 年 5 月 1 日起施行。

附录二 使用有毒物品作业场所 劳动保护条例

中华人民共和国国务院令

第 352 号

第一章 总 则

第一条 为了保证作业场所安全使用有毒物品，预防、控制和消除职业中毒危害，保护劳动者的生命安全、身体健康及其相关权益，根据职业病防治法和其他有关法律、行政法规的规定，制定本条例。

第二条 作业场所使用有毒物品可能产生职业中毒危害的劳动保护，适用本条例。

第三条 按照有毒物品产生的职业中毒危害程度，有毒物品分为一般有毒物品和高毒物品。国家对作业场所使用高毒物品实行特殊管理。

一般有毒物品目录、高毒物品目录由国务院卫生行政部门会同有关部门依据国家标准制定、调整并公布。

第四条 从事使用有毒物品作业的用人单位（以下简称用人单位）应当使用符合国家标准的有毒物品，不得在作业场所使用国家明令禁止使用的有毒物品或者使用不符合国家标准的有毒物品。

用人单位应当尽可能使用无毒物品；需要使用有毒物品的，应当优先选择使用低毒物品。

第五条 用人单位应当依照本条例和其他有关法律、行政法规的规定，采取有效的防护措施，预防职业中毒事故的发生，依法参加工伤保险，保障劳动者的生命安全和身体健康。

第六条　国家鼓励研制、开发、推广、应用有利于预防、控制、消除职业中毒危害和保护劳动者健康的新技术、新工艺、新材料；限制使用或者淘汰有关职业中毒危害严重的技术、工艺、材料；加强对有关职业病的机理和发生规律的基础研究，提高有关职业病防治科学技术水平。

第七条　禁止使用童工。

用人单位不得安排未成年人和孕期、哺乳期的女职工从事使用有毒物品的作业。

第八条　工会组织应当督促并协助用人单位开展职业卫生宣传教育和培训，对用人单位的职业卫生工作提出意见和建议，与用人单位就劳动者反映的职业病防治问题进行协调并督促解决。

工会组织对用人单位违反法律、法规，侵犯劳动者合法权益的行为，有权要求纠正；产生严重职业中毒危害时，有权要求用人单位采取防护措施，或者向政府有关部门建议采取强制性措施；发生职业中毒事故时，有权参与事故调查处理；发现危及劳动者生命、健康的情形时，有权建议用人单位组织劳动者撤离危险现场，用人单位应当立即作出处理。

第九条　县级以上人民政府卫生行政部门及其他有关行政部门应当依据各自的职责，监督用人单位严格遵守本条例和其他有关法律、法规的规定，加强作业场所使用有毒物品的劳动保护，防止职业中毒事故发生，确保劳动者依法享有的权利。

第十条　各级人民政府应当加强对使用有毒物品作业场所职业卫生安全及相关劳动保护工作的领导，督促、支持卫生行政部门及其他有关行政部门依法履行监督检查职责，及时协调、解决有关重大问题；在发生职业中毒事故时，应当采取有效措施，控制事故危害的蔓延并消除事故危害，并妥善处理有关善后工作。

第二章　作业场所的预防措施

第十一条　用人单位的设立，应当符合有关法律、行政法规规定的设立条件，并依法办理有关手续，取得营业执照。

用人单位的使用有毒物品作业场所，除应当符合职业病防治法规定的职业卫生要求外，还必须符合下列要求：

（一）作业场所与生活场所分开，作业场所不得住人；

（二）有害作业与无害作业分开，高毒作业场所与其他作业场所隔离；

（三）设置有效的通风装置；可能突然泄漏大量有毒物品或者易造成急性中毒的作业场所，设置自动报警装置和事故通风设施；

（四）高毒作业场所设置应急撤离通道和必要的泄险区。

用人单位及其作业场所符合前两款规定的，由卫生行政部门发给职业卫生安全许可证，方可从事使用有毒物品的作业。

第十二条　使用有毒物品作业场所应当设置黄色区域警示线、警示标识和中文警示说明。警示说明应当载明产生职业中毒危害的种类、后果、预防以及应急救治措施等内容。

高毒作业场所应当设置红色区域警示线、警示标识和中文警示说明，并设置通讯报警设备。

第十三条　新建、扩建、改建的建设项目和技术改造、技术引进项目（以下统称建设项目），可能产生职业中毒危害的，应当依照职业病防治法的规定进行职业中毒危害预评价，并经卫生行政部门审核同意；可能产生职业中毒危害的建设项目的职业中毒危害防护设施应当与主体工程同时设计，同时施工，同时投入生产和使用；建设项目竣工，应当进行职业中毒危害控制效果评价，并经卫生行政部门验收合格。

存在高毒作业的建设项目的职业中毒危害防护设施设计，应当经卫生行政部门进行卫生审查；经审查，符合国家职业卫生标准和卫生要求的，方可施工。

第十四条　用人单位应当按照国务院卫生行政部门的规定，向卫生行政部门及时、如实申报存在职业中毒危害项目。

从事使用高毒物品作业的用人单位，在申报使用高毒物品作业项目时，应当向卫生行政部门提交下列有关资料：

（一）职业中毒危害控制效果评价报告；

（二）职业卫生管理制度和操作规程等材料；

（三）职业中毒事故应急救援预案。

从事使用高毒物品作业的用人单位变更所使用的高毒物品品种的，应当依照前款规定向原受理申报的卫生行政部门重新申报。

第十五条　用人单位变更名称、法定代表人或者负责人的，应当向原受理申报的卫生行政部门备案。

第十六条　从事使用高毒物品作业的用人单位，应当配备应急救援人员和必要的应急救援器材、设备，制定事故应急救援预案，并根据实际情况变化对应急救援预案适时进行修订，定期组织演练。事故应急救援预案和演练记录应当报当地卫生行政部门、安全生产监督管理部门和公安部门备案。

第三章　劳动过程的防护

第十七条　用人单位应当依照职业病防治法的有关规定，采取有效的职业卫生防护管理措施，加强劳动过程中的防护与管理。

从事使用高毒物品作业的用人单位，应当配备专职的或者兼职的职业卫生医师和护士；不具备配备专职的或者兼职的职业卫生医师和护士条件的，应当与依法取得资质认证的职业卫生技术服务机构签订合同，由其提供职业卫生服务。

第十八条　用人单位应当与劳动者订立劳动合同，将工作过程中可能产生的职业中毒危害及其后果、职业中毒危害防护措施和待遇等如实告知劳动者，并在劳动合同中写明，不得隐瞒或者欺骗。

劳动者在已订立劳动合同期间因工作岗位或者工作内容变更，从事劳动合同中未告知的存在职业中毒危害的作业时，用人单位应当依照前款规定，如实告知劳动者，并协商变更原劳动合同有关条款。

用人单位违反前两款规定的，劳动者有权拒绝从事存在职业中毒危害的作业，用人单位不得因此单方面解除或者终止与劳动者所订立的劳动合同。

第十九条　用人单位有关管理人员应当熟悉有关职业病防治的法律、法规以及确保劳动者安全使用有毒物品作业的知识。

用人单位应当对劳动者进行上岗前的职业卫生培训和在岗期间的定期职业卫生培训，普及有关职业卫生知识，督促劳动者遵守有关法律、法规和操作规程，指导劳动者正确使用职业中毒危害防护设备和个人使用的职业中毒危害防护用品。

劳动者经培训考核合格，方可上岗作业。

第二十条　用人单位应当确保职业中毒危害防护设备、应急救援设施、通讯报警装置处于正常适用状态，不得擅自拆除或者停止运行。

用人单位应当对前款所列设施进行经常性的维护、检修，定期检测其性能和效果，确保其处于良好运行状态。

职业中毒危害防护设备、应急救援设施和通讯报警装置处于不正常状态时，用人单位应当立即停止使用有毒物品作业；恢复正常状态后，方可重新作业。

第二十一条　用人单位应当为从事使用有毒物品作业的劳动者提供符合国家职业卫生标准的防护用品，并确保劳动者正确使用。

第二十二条　有毒物品必须附具说明书，如实载明产品特性、主要成分、存在的职业中毒危害因素、可能产生的危害后果、安全使用注意事项、职业中毒危害防护以及应急救治措施等内容；没有说明书或者说明书不符合要求的，不得向用人单位销售。

用人单位有权向生产、经营有毒物品的单位索取说明书。

第二十三条　有毒物品的包装应当符合国家标准，并以易于劳动者理解的方式加贴或者拴挂有毒物品安全标签。有毒物品的包装必须有醒目的警示标识和中文警示说明。

经营、使用有毒物品的单位，不得经营、使用没有安全标签、警示标识和中文警示说明的有毒物品。

第二十四条　用人单位维护、检修存在高毒物品的生产装置，必须事先制订维护、检修方案，明确职业中毒危害防护措施，确保维护、检修人员的生命安全和身体健康。

维护、检修存在高毒物品的生产装置，必须严格按照维护、检修方案和操作规程进行。维护、检修现场应当有专人监护，并设置警示标志。

第二十五条　需要进入存在高毒物品的设备、容器或者狭窄封闭场所作业时，用人单位应当事先采取下列措施：

（一）保持作业场所良好的通风状态，确保作业场所职业中毒危害因素浓度符合国家职业卫生标准；

（二）为劳动者配备符合国家职业卫生标准的防护用品；

（三）设置现场监护人员和现场救援设备。

未采取前款规定措施或者采取的措施不符合要求的，用人单位不得安排劳动者进入存在高毒物品的设备、容器或者狭窄封闭场所作业。

第二十六条　用人单位应当按照国务院卫生行政部门的规定，定期对使用有毒物品作业场所职业中毒危害因素进行检测、评价。检测、评价结果存入用人单位职业卫生档案，定期向所在地卫生行政部门报告并向劳动者公布。

从事使用高毒物品作业的用人单位应当至少每一个月对高毒作业场所进行一次职业中毒危害因素检测；至少每半年进行一次职业中毒危害控制效果评价。

高毒作业场所职业中毒危害因素不符合国家职业卫生标准和卫生要求时，用人单位必须立即停止高毒作业，并采取相应的治理措施；经治理，职业中毒危害因素符合国家职业卫生标准和卫生要求的，方可重新作业。

第二十七条　从事使用高毒物品作业的用人单位应当设置淋浴间和更衣室，并设置清洗、存放或者处理从事使用高毒物品作业劳动者的工作服、工作鞋帽等物品的专用间。

劳动者结束作业时，其使用的工作服、工作鞋帽等物品必须存放在高毒作业区域内，不得穿戴到非高毒作业区域。

第二十八条　用人单位应当按照规定对从事使用高毒物品作业的劳动者进行岗位轮换。

用人单位应当为从事使用高毒物品作业的劳动者提供岗位津贴。

第二十九条　用人单位转产、停产、停业或者解散、破产的，应当采取有效措施，妥善处理留存或者残留有毒物品的设备、包装物和容器。

第三十条　用人单位应当对本单位执行本条例规定的情况进行经常性的监督检查；发现问题，应当及时依照本条例规定的要求进行处理。

第四章　职业健康监护

第三十一条　用人单位应当组织从事使用有毒物品作业的劳动者进行上岗前职业健康检查。

用人单位不得安排未经上岗前职业健康检查的劳动者从事使用有毒物品的作业，不得安排有职业禁忌的劳动者从事其所禁忌的作业。

第三十二条　用人单位应当对从事使用有毒物品作业的劳动者进行定期职业健康检查。

用人单位发现有职业禁忌或者有与所从事职业相关的健康损害的劳动者，应当将其及时调离原工作岗位，并妥善安置。

用人单位对需要复查和医学观察的劳动者，应当按照体检机构的要求安排其复查和医学观察。

第三十三条　用人单位应当对从事使用有毒物品作业的劳动者进行离岗时的职业健康检查；对离岗时未进行职业健康检查的劳动者，不得解除或者终止与其订立的劳动合同。

用人单位发生分立、合并、解散、破产等情形的，应当对从事使用有毒物品作业的劳动者进行健康检查，并按照国家有关规定妥善安置职业病病人。

第三十四条　用人单位对受到或者可能受到急性职业中毒危害的劳动者，应当及时组织进行健康检查和医学观察。

第三十五条　劳动者职业健康检查和医学观察的费用，由用人单位承担。

第三十六条　用人单位应当建立职业健康监护档案。

职业健康监护档案应当包括下列内容：

（一）劳动者的职业史和职业中毒危害接触史；

（二）相应作业场所职业中毒危害因素监测结果；

（三）职业健康检查结果及处理情况；

（四）职业病诊疗等劳动者健康资料。

第五章　劳动者的权利与义务

第三十七条　从事使用有毒物品作业的劳动者在存在威胁生命安全或者身体健康危险的情况下，有权通知用人单位并从使用有毒物品造成的危险现场撤离。

用人单位不得因劳动者依据前款规定行使权利，而取消或者减少劳动者在正常工作时享有的工资、福利待遇。

第三十八条　劳动者享有下列职业卫生保护权利：

（一）获得职业卫生教育、培训；

（二）获得职业健康检查、职业病诊疗、康复等职业病防治服务；

（三）了解工作场所产生或者可能产生的职业中毒危害因素、危害后果和应当采取的职业中毒危害防护措施；

（四）要求用人单位提供符合防治职业病要求的职业中毒危害防护设施和个人使用的职业中毒危害防护用品，改善工作条件；

（五）对违反职业病防治法律、法规，危及生命、健康的行为提出批评、检举和控告；

（六）拒绝违章指挥和强令进行没有职业中毒危害防护措施的作业；

（七）参与用人单位职业卫生工作的民主管理，对职业病防治工作提出意见和建议。

用人单位应当保障劳动者行使前款所列权利。禁止因劳动者依法行使正当权利而降低其工资、福利等待遇或者解除、终止与其订立的劳动合同。

第三十九条　劳动者有权在正式上岗前从用人单位获得下列资料：

（一）作业场所使用的有毒物品的特性、有害成分、预防措施、教育和培训资料；

（二）有毒物品的标签、标识及有关资料；

（三）有毒物品安全使用说明书；

（四）可能影响安全使用有毒物品的其他有关资料。

第四十条　劳动者有权查阅、复印其本人职业健康监护档案。

劳动者离开用人单位时，有权索取本人健康监护档案复印件；用人单位应当如实、无偿提供，并在所提供的复印件上签章。

第四十一条　用人单位按照国家规定参加工伤保险的，患职业病的劳动者有权按照国家有关工伤保险的规定，享受下列工伤保险待遇：

（一）医疗费：因患职业病进行诊疗所需费用，由工伤保险基金按照规定标准支付；

（二）住院伙食补助费：由用人单位按照当地因公出差伙食标准的一定比例支付；

（三）康复费：由工伤保险基金按照规定标准支付；

（四）残疾用具费：因残疾需要配置辅助器具的，所需费用由工伤保险基金按照普及型辅助器具标准支付；

（五）停工留薪期待遇：原工资、福利待遇不变，由用人单位支付；

（六）生活护理补助费：经评残并确认需要生活护理的，生活护理补助费由工伤保险基金按照规定标准支付；

（七）一次性伤残补助金：经鉴定为十级至一级伤残的，按照伤残等级享受相当于 6 个月至 24 个月的本人工资的一次性伤残补助金，由工伤保险基金支付；

（八）伤残津贴：经鉴定为四级至一级伤残的，按照规定享受相当于本人工资 75% 至 90% 的伤残津贴，由工伤保险基金支付；

（九）死亡补助金：因职业中毒死亡的，由工伤保险基金按照不低于 48 个月的统筹地区上年度职工月平均工资的标准一次支付；

（十）丧葬补助金：因职业中毒死亡的，由工伤保险基金按照 6 个月的统筹地区上年度职工月平均工资的标准一次支付；

（十一）供养亲属抚恤金：因职业中毒死亡的，对由死者生前提供主要生活来源的亲属由工伤保险基金支付抚恤金：对其配偶每月按照统筹地区上年度职工月平均工资的 40% 发给，对其生前供养的直系亲属每人每月按照统筹地区上年度职工月平均工资的 30% 发给；

（十二）国家规定的其他工伤保险待遇。

本条例施行后，国家对工伤保险待遇的项目和标准作出调整时，从其规定。

第四十二条　用人单位未参加工伤保险的，其劳动者从事有毒物品作业患职业病的，用人单位应当按照国家有关工伤保险规定的项目和标准，保证劳动者享受工伤待遇。

第四十三条　用人单位无营业执照以及被依法吊销营业执照，其劳动者从事使用有毒物品作业患职业病的，应当按照国家有关工伤保险规定的项目和标准，给予劳动者一次性赔偿。

第四十四条　用人单位分立、合并的，承继单位应当承担由原用人单位对患职业病的劳动者承担的补偿责任。

用人单位解散、破产的，应当依法从其清算财产中优先支付患职业病的劳动者的补偿费用。

第四十五条　劳动者除依法享有工伤保险外，依照有关民事法律的规定，尚有获得赔偿的权利的，有权向用人单位提出赔偿要求。

第四十六条　劳动者应当学习和掌握相关职业卫生知识，遵守有关劳动保护的法律、法规和操作规程，正确使用和维护职业中毒危害防护设施及其用品；发现职业中毒事故隐患时，应当及时报告。

作业场所出现使用有毒物品产生的危险时，劳动者应当采取必要措施，按照规定正确使用防护设施，将危险加以消除或者减少到最低限度。

第六章 监 督 管 理

第四十七条 县级以上人民政府卫生行政部门应当依照本条例的规定和国家有关职业卫生要求，依据职责划分，对作业场所使用有毒物品作业及职业中毒危害检测、评价活动进行监督检查。

卫生行政部门实施监督检查，不得收取费用，不得接受用人单位的财物或者其他利益。

第四十八条 卫生行政部门应当建立、健全监督制度，核查反映用人单位有关劳动保护的材料，履行监督责任。

用人单位应当向卫生行政部门如实、具体提供反映有关劳动保护的材料；必要时，卫生行政部门可以查阅或者要求用人单位报送有关材料。

第四十九条 卫生行政部门应当监督用人单位严格执行有关职业卫生规范。

卫生行政部门应当依照本条例的规定对使用有毒物品作业场所的职业卫生防护设备、设施的防护性能进行定期检验和不定期的抽查；发现职业卫生防护设备、设施存在隐患时，应当责令用人单位立即消除隐患；消除隐患期间，应当责令其停止作业。

第五十条 卫生行政部门应当采取措施，鼓励对用人单位的违法行为进行举报、投诉、检举和控告。

卫生行政部门对举报、投诉、检举和控告应当及时核实，依法作出处理，并将处理结果予以公布。

卫生行政部门对举报人、投诉人、检举人和控告人负有保密的义务。

第五十一条　卫生行政部门执法人员依法执行职务时，应当出示执法证件。

卫生行政部门执法人员应当忠于职守，秉公执法；涉及用人单位秘密的，应当为其保密。

第五十二条　卫生行政部门依法实施罚款的行政处罚，应当依照有关法律、行政法规的规定，实施罚款决定与罚款收缴分离；收缴的罚款以及依法没收的经营所得，必须全部上缴国库。

第五十三条　卫生行政部门履行监督检查职责时，有权采取下列措施：

（一）进入用人单位和使用有毒物品作业场所现场，了解情况，调查取证，进行抽样检查、检测、检验，进行实地检查；

（二）查阅或者复制与违反本条例行为有关的资料，采集样品；

（三）责令违反本条例规定的单位和个人停止违法行为。

第五十四条　发生职业中毒事故或者有证据证明职业中毒危害状态可能导致事故发生时，卫生行政部门有权采取下列临时控制措施：

（一）责令暂停导致职业中毒事故的作业；

（二）封存造成职业中毒事故或者可能导致事故发生的物品；

（三）组织控制职业中毒事故现场。

在职业中毒事故或者危害状态得到有效控制后，卫生行政部门应当及时解除控制措施。

第五十五条　卫生行政部门执法人员依法执行职务时，被检查单位应当接受检查并予以支持、配合，不得拒绝和阻碍。

第五十六条　卫生行政部门应当加强队伍建设，提高执法人员的政治、业务素质，依照本条例的规定，建立、健全内部监督制度，对执法人员执行法律、法规和遵守纪律的情况进行监督检查。

第七章　罚　　则

第五十七条　卫生行政部门的工作人员有下列行为之一，导致职业中毒事故发生的，依照刑法关于滥用职权罪、玩忽职守罪或者其他罪的规定，依法追究刑事责任；造成职业中毒危害但尚未导致职业中毒事故发生，不够刑事处罚的，根据不同情节，依法给予降级、撤职或者开除的行政处分：

（一）对不符合本条例规定条件的涉及使用有毒物品作业事项，予以批准的；

（二）发现用人单位擅自从事使用有毒物品作业，不予取缔的；

（三）对依法取得批准的用人单位不履行监督检查职责，发现其不再具备本条例规定的条件而不撤销原批准或者发现违反本条例的其他行为不予查处的；

（四）发现用人单位存在职业中毒危害，可能造成职业中毒事故，不及时依法采取控制措施的。

第五十八条　用人单位违反本条例的规定，有下列情形之一的，由卫生行政部门给予警告，责令限期改正，处 10 万元以上 50 万元以下的罚款；逾期不改正的，提请有关人民政府按照国务院规定的权限责令停建、予以关闭；造成严重职业中毒危害或者导致职业中毒事故发生的，对负有责任的主管人员和其他直接责任人员依照刑法关于重大劳动安全事故罪或者其他罪的规定，依法追究刑事责任：

（一）可能产生职业中毒危害的建设项目，未依照职业病防治法的规定进行职业中毒危害预评价，或者预评价未经卫生行政部门审核同意，擅自开工的；

（二）职业卫生防护设施未与主体工程同时设计，同时施工，同时投入生产和使用的；

（三）建设项目竣工，未进行职业中毒危害控制效果评价，或者未经卫生行政部门验收或者验收不合格，擅自投入使用的；

（四）存在高毒作业的建设项目的防护设施设计未经卫生行政部门审查同意，擅自施工的。

第五十九条 用人单位违反本条例的规定，有下列情形之一的，由卫生行政部门给予警告，责令限期改正，处 5 万元以上 20 万元以下的罚款；逾期不改正的，提请有关人民政府按照国务院规定的权限予以关闭；造成严重职业中毒危害或者导致职业中毒事故发生的，对负有责任的主管人员和其他直接责任人员依照刑法关于重大劳动安全事故罪或者其他罪的规定，依法追究刑事责任：

（一）使用有毒物品作业场所未按照规定设置警示标识和中文警示说明的；

（二）未对职业卫生防护设备、应急救援设施、通讯报警装置进行维护、检修和定期检测，导致上述设施处于不正常状态的；

（三）未依照本条例的规定进行职业中毒危害因素检测和职业中毒危害控制效果评价的；

（四）高毒作业场所未按照规定设置撤离通道和泄险区的；

（五）高毒作业场所未按照规定设置警示线的；

（六）未向从事使用有毒物品作业的劳动者提供符合国家职业卫生标准的防护用品，或者未保证劳动者正确使用的。

第六十条 用人单位违反本条例的规定，有下列情形之一的，由卫生行政部门给予警告，责令限期改正，处 5 万元以上 30 万元以下的罚款；逾期不改正的，提请有关人民政府按照国务院规定的权限予以关闭；造成严重职业中毒危害或者导致职业中毒事故发生的，对负有责任的主管人员和其他直接责任人员依照刑法关于重大责任事故罪、重大劳动安全事故罪或者其他罪的规定，依法追究刑事责任：

（一）使用有毒物品作业场所未设置有效通风装置的，或者可能突然泄漏大量有毒物品或者易造成急性中毒的作业场所未设置自动报警装置或者事故通风设施的；

（二）职业卫生防护设备、应急救援设施、通讯报警装置处于不正常状态而不停止作业，或者擅自拆除或者停止运行职业卫生防护设备、应急救援设施、通讯报警装置的。

第六十一条　从事使用高毒物品作业的用人单位违反本条例的规定，有下列行为之一的，由卫生行政部门给予警告，责令限期改正，处 5 万元以上 20 万元以下的罚款；逾期不改正的，提请有关人民政府按照国务院规定的权限予以关闭；造成严重职业中毒危害或者导致职业中毒事故发生的，对负有责任的主管人员和其他直接责任人员依照刑法关于重大责任事故罪或者其他罪的规定，依法追究刑事责任：

（一）作业场所职业中毒危害因素不符合国家职业卫生标准和卫生要求而不立即停止高毒作业并采取相应的治理措施的，或者职业中毒危害因素治理不符合国家职业卫生标准和卫生要求重新作业的；

（二）未依照本条例的规定维护、检修存在高毒物品的生产装置的；

（三）未采取本条例规定的措施，安排劳动者进入存在高毒物品的设备、容器或者狭窄封闭场所作业的。

第六十二条　在作业场所使用国家明令禁止使用的有毒物品或者使用不符合国家标准的有毒物品的，由卫生行政部门责令立即停止使用，处 5 万元以上 30 万元以下的罚款；情节严重的，责令停止使用有毒物品作业，或者提请有关人民政府按照国务院规定的权限予以关闭；造成严重职业中毒危害或者导致职业中毒事故发生的，对负有责任的主管人员和其他直接责任人员依照刑法关于危险物品肇事罪、重大责任事故罪或者其他罪的规定，依法追究刑事责任。

第六十三条　用人单位违反本条例的规定，有下列行为之一的，由卫生行政部门给予警告，责令限期改正；逾期不改正的，处 5 万元以上 30 万元以下的罚款；造成严重职业中毒危害或者导致职业中毒事故发生的，对负有责任的主管人员和其他直接责任人员依照刑法关于重大责任事故罪或者其他罪的规定，依法追究刑事责任：

（一）使用未经培训考核合格的劳动者从事高毒作业的；

（二）安排有职业禁忌的劳动者从事所禁忌的作业的；

（三）发现有职业禁忌或者有与所从事职业相关的健康损害的劳动者，未及时调离原工作岗位，并妥善安置的；

（四）安排未成年人或者孕期、哺乳期的女职工从事使用有毒物品作业的；

（五）使用童工的。

第六十四条　违反本条例的规定，未经许可，擅自从事使用有毒物品作业的，由工商行政管理部门、卫生行政部门依据各自职权予以取缔；造成职业中毒事故的，依照刑法关于危险物品肇事罪或者其他罪的规定，依法追究刑事责任；尚不够刑事处罚的，由卫生行政部门没收经营所得，并处经营所得 3 倍以上 5 倍以下的罚款；对劳动者造成人身伤害的，依法承担赔偿责任。

第六十五条　从事使用有毒物品作业的用人单位违反本条例的规定，在转产、停产、停业或者解散、破产时未采取有效措施，妥善处理留存或者残留高毒物品的设备、包装物和容器的，由卫生行政部门责令改正，处 2 万元以上 10 万元以下的罚款；触犯刑律的，对负有责任的主管人员和其他直接责任人员依照刑法关于重大环境污染事故罪、危险物品肇事罪或者其他罪的规定，依法追究刑事责任。

第六十六条　用人单位违反本条例的规定，有下列情形之一的，由卫生行政部门给予警告，责令限期改正，处5000元以上2万元以下的罚款；逾期不改正的，责令停止使用有毒物品作业，或者提请有关人民政府按照国务院规定的权限予以关闭；造成严重职业中毒危害或者导致职业中毒事故发生的，对负有责任的主管人员和其他直接责任人员依照刑法关于重大劳动安全事故罪、危险物品肇事罪或者其他罪的规定，依法追究刑事责任：

（一）使用有毒物品作业场所未与生活场所分开或者在作业场所住人的；

（二）未将有害作业与无害作业分开的；

（三）高毒作业场所未与其他作业场所有效隔离的；

（四）从事高毒作业未按照规定配备应急救援设施或者制定事故应急救援预案的。

第六十七条　用人单位违反本条例的规定，有下列情形之一的，由卫生行政部门给予警告，责令限期改正，处2万元以上5万元以下的罚款；逾期不改正的，提请有关人民政府按照国务院规定的权限予以关闭：

（一）未按照规定向卫生行政部门申报高毒作业项目的；

（二）变更使用高毒物品品种，未按照规定向原受理申报的卫生行政部门重新申报，或者申报不及时、有虚假的。

第六十八条　用人单位违反本条例的规定，有下列行为之一的，由卫生行政部门给予警告，责令限期改正，处2万元以上5万元以下的罚款；逾期不改正的，责令停止使用有毒物品作业，或者提请有关人民政府按照国务院规定的权限予以关闭：

（一）未组织从事使用有毒物品作业的劳动者进行上岗前职业健康检查，安排未经上岗前职业健康检查的劳动者从事使用有毒物品作业的；

（二）未组织从事使用有毒物品作业的劳动者进行定期职业健康检查的；

（三）未组织从事使用有毒物品作业的劳动者进行离岗职业健康检查的；

（四）对未进行离岗职业健康检查的劳动者，解除或者终止与其订立的劳动合同的；

（五）发生分立、合并、解散、破产情形，未对从事使用有毒物品作业的劳动者进行健康检查，并按照国家有关规定妥善安置职业病病人的；

（六）对受到或者可能受到急性职业中毒危害的劳动者，未及时组织进行健康检查和医学观察的；

（七）未建立职业健康监护档案的；

（八）劳动者离开用人单位时，用人单位未如实、无偿提供职业健康监护档案的；

（九）未依照职业病防治法和本条例的规定将工作过程中可能产生的职业中毒危害及其后果、有关职业卫生防护措施和待遇等如实告知劳动者并在劳动合同中写明的；

（十）劳动者在存在威胁生命、健康危险的情况下，从危险现场中撤离，而被取消或者减少应当享有的待遇的。

第六十九条　用人单位违反本条例的规定，有下列行为之一的，由卫生行政部门给予警告，责令限期改正，处5000元以上2万元以下的罚款；逾期不改正的，责令停止使用有毒物品作业，或者提请有关人民政府按照国务院规定的权限予以关闭：

（一）未按照规定配备或者聘请职业卫生医师和护士的；

（二）未为从事使用高毒物品作业的劳动者设置淋浴间、更衣室或者未设置清洗、存放和处理工作服、工作鞋帽等物品的专用间，或者不能正常使用的；

（三）未安排从事使用高毒物品作业一定年限的劳动者进行岗位轮换的。

第八章　附　　则

第七十条　涉及作业场所使用有毒物品可能产生职业中毒危害的劳动保护的有关事项，本条例未作规定的，依照职业病防治法和其他有关法律、行政法规的规定执行。

有毒物品的生产、经营、储存、运输、使用和废弃处置的安全管理，依照危险化学品安全管理条例执行。

第七十一条　本条例自公布之日起施行。

附录三 相关法规、规章和规范性 文 件 目 录

序号	名　　　称
行 政 法 规	
1	《中华人民共和国尘肺病防治条例》(国务院令第 105 号)
2	《危险化学品安全管理条例》(国务院令第 591 号)
3	《放射性同位素与射线装置安全和防护条例》(国务院令第 449 号)
4	《工伤保险条例》(国务院令第 586 号)
5	《女职工劳动保护特别规定》(国务院令第 619 号)
6	《国家职业病防治规划（2016—2020 年）》(国办发〔2016〕100 号)
部 门 规 章	
7	《职业病诊断与鉴定管理办法》(卫生部令第 91 号)
规 范 性 文 件	
8	《职业病分类和目录》(国卫疾控发〔2013〕48 号)
9	《职业病危害因素分类目录》(国卫疾控发〔2015〕92 号)
10	《工业企业职工听力保护规范》(卫法监发〔1999〕第 620 号)
11	《危险化学品目录（2015 版）》

附录四　　相关国家标准目录

序号	名　　　称
1	《呼吸防护用品自吸过滤式防颗粒物呼吸器》（GB 2626—2006）
2	《呼吸防护自吸过滤式防毒面具》（GB 2890—2009）
3	《电离辐射防护与辐射源安全基本标准》（GB 18871—2002）
4	《陶瓷生产防尘技术规程》（GB 13691—2008）
5	《高温作业分级》（GB/T 4200—2008）
6	《粉尘作业场所危害程度分级》（GB/T 5817—2009）
7	《个体防护装备选用规范》（GB/T 11651—2008）
8	《排风罩的分类及技术条件》（GB/T 16758—2008）
9	《机械振动与冲击　人体暴露于全身振动的评价　第 1 部分：一般要求》（GB/T 13441.1—2007）
10	《呼吸防护用品的选择、使用与维护》（GB/T 18664—2002）
11	《劳动防护手套通用技术条件》（GB/T 12624—2006）
12	《护听器的选择指南》（GB/T 23466—2009）
13	《个体防护装备配备基本要求》（GB/T 29510—2013）
14	《手部防护防护手套的选择、使用和维护指南》（GB/T 29512—2013）
15	《生产经营单位生产安全事故应急预案编制导则》（GB/T 29639—2013）
16	《工业企业噪声控制设计规范》（GB/T 50087—2013）

附录五　相关职业卫生标准和行业标准目录

序号	名　称
职业卫生标准	
1	《工业企业设计卫生标准》（GBZ 1—2010）
2	《工作场所有害因素职业接触限值　第1部分：化学有害因素》（GBZ 2.1—2007）
3	《工作场所有害因素职业接触限值　第2部分：物理因素》（GBZ 2.2—2007）
4	《工作场所职业病危害警示标识》（GBZ 158—2003）
5	《职业健康监护技术规范》（GBZ 188—2014）
6	《工作场所防止职业中毒卫生工程防护措施规范》（GBZ/T 194—2007）
7	《高毒物品作业岗位职业病危害告知规范》（GBZ/T 203—2007）
8	《高毒物品作业岗位职业病信息指南》（GBZ/T 204—2007）
9	《工作场所有毒气体检测报警装置设置规范》（GBZ/T 223—2009）
10	《职业卫生名词术语》（GBZ/T 224—2010）
11	《用人单位职业病防治指南》（GBZ/T 225—2010）
12	《职业性接触毒物危害程度分级》（GBZ 230—2010）
13	《职业性中暑诊断标准》（GBZ 41—2002）
14	《职业性爆震聋的诊断》（GBZ/T 238—2011）
15	《放射工作人员职业健康监护技术规范》（GBZ 235—2011）
行　业　标　准	
16	《防振手套一般技术条件》（LD 2—1991）
17	《劳动防护用品分类与代码》（LD 75—1995）

附录六　常用职业病危害警示标识和
设　置　地　点

标识类别	名称及图形符号	设　置　地　点
禁止标识	禁止入内	能引起职业病危害的工作场所入口处或泄险区周边，如釉料仓库、配电室等；或可能产生职业病危害的设备发生故障时；或维护、检修存在有毒物品的生产装置时，根据现场实际情况设置
	禁止停留	在特殊情况下，对作业人员具有直接危害的工作场所
警示标识	当心弧光	电焊作业等引起电光性眼炎的工作场所
	注意防尘	所有产生粉尘的工作场所，物料堆场、投料口、干压成型以及后处理（切割、抛光、磨边）等岗位
	注意高温	喷雾干燥造粒、生坯干燥、熟坯烧成等高温工作场所

（续）

标识类别	名称及图形符号	设 置 地 点
警示标识	当心有毒气体	接触釉料、防污剂等岗位，如烧成、施釉、上防污剂等作业岗位
	噪声有害	所有产生噪声的工作场所
	微波辐射	产生微波的工作场所，如用微波进行生坯干燥的场所
指令标识	戴防毒面具	接触釉料、防污剂等岗位，如烧成、施釉、上防污剂等工作场所
	戴防尘口罩	所有粉尘浓度超过国家标准的工作场所
	戴护耳器	所有噪声值超过国家标准的工作场所

（续）

标识类别	名称及图形符号	设 置 地 点
指令标识	戴防护手套	手工作业，如后处理（切割、抛光、磨边）等作业岗位需要对手部进行保护的工作场所
	穿防护服	具有高温及其他需穿防护服的工作场所
	注意通风	施釉、上防污剂、后处理车间等存在有毒物品和粉尘等需要进行通风处理的工作场所

陶瓷生产企业职业病危害防治指南

参 考 文 献

[1] 中国网. 中国瓷业之乡潮州 30 年[EB/OL]. (2016-10-12) http://www.chinba.cn/2016/101429206.html.

[2] 建筑陶瓷2014年3月总产量[EB/OL]. (2015-04-10) http://www.tmlink.com/news/955361.html.

[3] 周清亮. 我国陶工业职业病危害害防治调查及建议[J]. 中国卫生, 2016 (20): 293.

[4] 吴林生, 李方元, 等. 2014—2015 年某企业两次工业职业健康调查[J]. 职业与健康, 2016 (2): 150.

[5] 张海燕. 2015—2016 年某企业职工健康检查结果分析[J]. 预防医学论坛, 2016 (10): 117-119.

[6] ......职业危害分析与防治措施[J]......, 2014 (12): 7-8.

[7] 张成德. 陶瓷生产过程粉尘危害治疗及防护[J]. 陶瓷, 2000 (5): 33-34.

[8] 刘明, 任意思, 李广河, 等. 镁石板在高温气氛窑炉耐火体中的应用[J]. 佛山陶瓷, 2003 (7): 20-21.

[9] 方国福. 陶瓷生产中的危害因素及预防措施[J]. 佛山陶瓷, 2003 (12): 22-23.

[10] 汪庆祥, 许军. 陶瓷粉尘职业危害的防护[J]. 佛山陶瓷, 2006 (7): 15-17.

[11] 吴敏, 李涛. 实用职业卫生学[M]. 北京: 煤炭工业出版社, 2017.